Friedemann Garvelmann
Jim M. Müller
Ab- und Ausleitung in der TEN/TEM

Friedemann Garvelmann

Jim M. Müller

Ab- und Ausleitung in der TEN/TEM

Ein Lehr- und Anwendungsbuch

BACOPA VERLAG

4521 Schiedlberg/Austria, Waidern 42
E-Mail: verlag@bacopa.at, office@bacopa.at
www.bacopa-verlag.at, www.bacopa.at

printed in the European Union

ISBN:9783991140153
1. Auflage, 2022

VORWORT

Eigentlich könnte dieses Vorwort auf ein einzelnes Wort beschränkt werden:

ENDLICH!

Ja, endlich erscheint mit diesem Buch ein dem 21. Jahrhundert entsprechendes Lehrbuch über die Ab- und Ausleitenden Verfahren.

Das Buch bietet eine Zusammenfassung und Übersicht für Naturheilpraktiker/innen, die heute in der Praxis tätig sind, und ermöglicht es den Lernenden, die Ab- und Ausleitenden Methoden sinnvoll anzuwenden.

Die beiden Autoren, Jim Müller und Friedemann Garvelmann, sind einerseits langjährig erfahrene Naturheilpraktiker TEN und andererseits seit Jahrzehnten in der Ausbildung von Naturheilpraktiker/innen tätig. Von daher wissen die beiden zwei Dinge genau:

- Es geht immer darum, das Heilbestreben des Organismus zu stärken. Die Selbstheilungskräfte des kranken Mensch sollen angeregt und unterstützt werden. Die Ab- und Ausleitenden Verfahren, aufbauend auf dem systemischen Denken der Humoralmedizin, setzen genau hier an. Darum sind sie so wertvoll und aus der naturheilkundlichen Praxis nicht wegzudenken.
- Jede Methode ist nur so gut, wie sie auch sinnvoll angewendet wird.

Wie bei allen Methoden ist es auch bei den Ab- und Ausleitenden Verfahren wichtig, nicht einfach irgendwie «rum zu doktern», sondern überlegt und gezielt die richtige Methode und die individuell passende Reizstärke zu wählen. Es ist kein Zufall, dass umgangssprachlich der Ausdruck «jemanden schröpfen» negativ behaftet ist…»jemanden schröpfen» heisst, ihm das letzte Hemd zu nehmen, ihn auszunehmen, ihm mit List und Geschick unverhältnismässig viel Geld abzuknöpfen. Diese Bedeutung geht auf die unsachgemässige Anwendung in früheren Zeiten zurück, als (blutiges) Schröpfen (und auch Aderlass) als Allheilmittel galten, in viel zu grosser Reizstärke eingesetzt wurden und bereits geschwächte Patienten dann vollends auslaugte – was ganz klar therapeutische Fehlentscheide waren…

Dieses Buch ist nicht nur inhaltlich sehr wertvoll und der heutigen Zeit angepasst, sondern auch benutzerfreundlich und übersichtlich aufgebaut und zeigt klar auf, wann welche Methode sinnvoll ist. Es ist eine grosse Freude für alle, die die Ab- und Ausleitung erlernen (oder auch repetieren und vertiefen) wollen, dass dieses Buch nun vorliegt.

Ich wünsche allen Lesern und Leserinnen viel Freude und Inspiration mit diesem Buch – und noch viel mehr wünsch ich Euch allen ebenso viele positive Praxiserfahrungen mit den Ab- und Ausleitenden Verfahren, wie Friedemann Garvelmann, Jim M. Müller und ich sie in den letzten Jahrzehnten erleben durften.

Wald, im Juli 2021,
chrischta ganz

INHALT

1. EINLEITUNG

Die Anwendung therapeutischer Methoden, die den Organismus darin unterstützen, überschüssige bzw. schädliche Stoffwechsel-Endprodukte (Metaboliten) auszuscheiden, ist seit Jahrhunderten gängige Praxis in allen traditionellen Medizinsystemen der Erde. Dieses Buch beschreibt die grundsätzliche und spezifische Wirkungsweise, die gezielten Anwendungskriterien sowie die praktische Durchführung der Ab- und Ausleitungsverfahren nach den Kriterien der Traditionellen Europäischen Naturheilkunde TEN, deren übergeordnetes (und definierendes) Denk- und Arbeitsmodell die Humoralmedizin ist. Damit ist es als modulare Erweiterung des Buches «Grundlagen der Traditionellen Europäischen Naturheilkunde TEN» (Kapitel 8.3)[1] ein weiter Mosaikstein der zeitgenössischen TEN-Literatur, sowohl für die Aus- und Weiterbildung als auch als Handbuch für die Arbeit in der täglichen Praxis. Fachlich baut dieses Buch auch auf den Inhalten des Buches «Humoralmedizinische Praxis» auf. Um den Umfang des vorliegenden Buches überschaubar zu halten und unnötige Wiederholungen zu vermeiden, muss die in den genannten Büchern bearbeitete humoralmedizinische Physiologie und Pathophysiologie für die Arbeit mit den Ab- und Ausleitungsverfahren vorausgesetzt werden. Entsprechende konkrete Querverweise sind im Text angegeben. Besonderen Stellenwert hat in diesem Zusammenhang die Schärfenlehre und die humoralen Hintergründe, die einerseits für einen gesteigerten Anfall der Schärfen und andererseits für deren eingeschränkten Abtransport aus den Geweben sowie die inadäquate Elimination über die physiologischen Ausscheidungsorgane verantwortlich sind. Im Interesse einer effizienten und v.a. nachhaltigen TEN-Therapie kann es nämlich nicht sinnvoll sein, mittels Ab- und Ausleitungsverfahren lediglich die Elimination von Schärfen und Überschusssäften zu fördern, ohne gleichzeitig die entsprechenden therapeutischen Impulse dafür zu setzen, deren übersteigerte Produktion zu ‹drosseln›. In diesen Gedanken wird deutlich, dass die Anwendung der hier beschriebenen Methoden niemals schematisch und isoliert nach klinischen Kriterien erfolgen sollte, sondern stets als methodisches Element eines

1 Siehe Literaturverzeichnis

synergistischen Therapiekonzeptes, das sowohl eine symptomorientierte als auch konstitutionelle Säule beinhaltet.

Optimale therapeutische Ergebnisse sind auch bei der Arbeit mit Ab- und Ausleitungsverfahren nur möglich, wenn sich der Behandler im gesamten Arbeitsprozess mit dem Patienten im gleichen Denk- und Arbeitsmodell bewegt. Von der Wahrnehmung der temperamentsmäßigen Wesenszüge, über die Diagnostik und die Interpretation der diagnostischen Ergebnisse bis hin zur qualitativen Auswahl der therapeutischen Maßnahmen denkt der TEN-Therapeut konsequent humoralmedizinisch. Sprünge zwischen dem humoralen Denkmodell und dem der konventionellen Medizin sind aufgrund deren omnipräsenter Dominanz zwar unvermeidbar, der Therapeut sollte sich aber über solche ‹Systemwechsel› bewusst sein. Für eine optimale therapeutische Arbeit in der TEN müssen sämtliche medizinischen Aspekte humoral ‹übersetzt› werden[2]. Aus diesem Grund werden in diesem Buch für die Ab- und Ausleitungsverfahren bewusst nur wenige Indikationen entsprechend der Terminologie der konventionellen Krankheitslehre aufgeführt. Sowohl die Terminologie der Pathophysiologie als auch die für die Wahl der individuell notwendigen Therapiereize notwendige Diagnostik folgt konsequent humoral medizinischen Kriterien.

Es war der Arzt Bernhard Aschner, der mit seinen Büchern Standardliteratur für die Anwendung der ab- und ausleitenden Verfahren geschaffen hat. Daher werden diese Behandlungsformen auch häufig als «Aschnermethoden» bezeichnet. Allerdings können die Angaben Aschners aus verschiedenen Gründen (die an entsprechender Stelle thematisiert werden) in der heutigen Praxis nicht mehr 1:1 umgesetzt werden. Dies gilt v.a. für die Verfahren, bei denen über die physiologischen Ausscheidungsorgane ausgeleitet wird (Kap. 8). Etliche von Aschner genannte Arzneien sind heute entweder nicht mehr zu bekommen oder sie haben so hohes toxisches Potenzial, dass ihre Anwendung nicht zu verantworten wäre. Im gesamten Buch wurden daher praktisch bewährte Modifikationen eingearbeitet, mit denen die Anwendung der Ab- und Ausleitungsverfahren quasi risikofrei möglich ist – fachgerechte Durchführung und Beachtung der Kontraindikationen natürlich vorausgesetzt.

Demonstrations-Videos

Um die Handhabung der Ab- und Ausleitungsverfahren noch deutlicher zu demonstrieren, als dies durch Beschreibung und Bilder möglich ist, haben wir in

2 Siehe Kap. 11.3.3 in ‹Humoralmedizinische Praxis›, Band 1

Kooperation mit TEN-Studentinnen einige kleine Videos produziert, deren Links Sie auf der Autoren-Seite des Bacopa-Verlages finden:

https://bacopa-verlag.at/autoren/friedemann-garvelmann

Bitte beachten Sie: Diese Videos werden zu Lehr- und Lernzwecken zur Verfügung gestellt, unterliegen aber dem Copyright des Autors und dürfen ohne dessen schriftliche Zustimmung nicht kommerziell genutzt werden. Eine weitere Veröffentlichung auf Social-Media-Plattformen ist prinzipiell nicht gestattet.

Wir freuen uns über Ihre Rückmeldungen und Anregungen!

In diesem Buch wird im Interesse der besseren Lesbarkeit nicht ‹gegendert›. Wir verwenden an entsprechenden Stellen die männliche Schreibweise, beziehen den Inhalt aber selbstverständlich auf alle Geschlechter.

2. DEFINITIONEN

2.1 Ableitung

Mit dem Begriff *Ableitung* werden die physiologischen Prozesse zusammengefasst, die der Entfernung von Überschuss-Säften und Schärfen aus dem Interstitium dienen, um sie den Organen zuzuführen, die für die Elimination verantwortlich sind. Für diese Vorgänge wird in der TEN häufig der Sammelbegriff ‹Klärstrom› verwendet. Auf organischer Ebene wird diese Aufgabe vom Lymphsystem und dem venösen Schenkel des Blutgefäßsystems geleistet.

Therapeutische Verfahren, die die Ableitung anregen, stimulieren daher die körpereigenen Mechanismen des Abtransportes zu den physiologischen Ausscheidungsorganen und deren Eliminationsfunktionen. Es müssen dafür keine ‹künstlichen› Öffnungen der Haut hergestellt werden.

Die Ableitung kann mit innerlich verabreichten pflanzlichen oder mineralischen Arzneimitteln erfolgen, die einerseits das Lymph- bzw. venöse System stimulieren und andererseits die Eliminationsleistung der Ausscheidungsorgane fördern (Haut, Darm, Leber-Galle-System, Milz, Nieren, Lunge).

Eine weitere Option der Ableitung sind Hautreizverfahren, bei denen die Haut nicht verletzt bzw. eröffnet wird.

Typische Ableitungsverfahren sind das trockene Schröpfen, die Schröpfmassage und das Baunscheidtverfahren.

Wichtig für die Effizienz von Ableitungsverfahren ist die Tatsache, dass für jeden Vitalprozess im Organismus – also auch für die Säftebewegung – die notwendige Energie zur Verfügung stehen muss, die in der Humoralmedizin als ‹physiologische Wärme› bezeichnet wird. Ist diese defizitär, *können* Ableitungsverfahren nicht den gewünschten Effekt erzielen. Da die physiologische Wärme bei sehr vielen Menschen defizitär[3] ist, sollte deren Aktivierung durch Stimulation der Coctio in das Therapiekonzept integriert werden.

---

3 Irisdiagnostisch leicht und sicher zu erkennen an Abdunkelungen in der Krausenzone bzw. Begleitschatten

2.2 Ausleitung

Als Ausleitungsverfahren werden therapeutische Anwendungen bezeichnet, bei denen Ersatzausscheidungen von Schärfen v. a. über die Haut in Gang gebracht werden. Sie sind dadurch definiert, dass eine künstliche Öffnung der Haut vorgenommen werden muss.

Ausleitungsverfahren sind notwendig, wenn die Ableitung nicht in ausreichenden Maß gesteigert werden kann, aber auch bei kongestiven und plethorischen Säfte-Stauungen, bei denen sowohl pathologische Hitze als auch übermäßige Feuchtigkeit vorhanden ist.

Die spezifische humorale Wirkungsweise ist bei den einzelnen Methoden in Kapitel 8 beschrieben.

Typische Ausleitungsverfahren sind das blutige Schröpfen, der Aderlass, die Blutegeltherapie und das Setzen einer Cantharidenblase.

Zusammenfassung:

Ableitung	Stimulation der Schärfenelimination ohne Hautverletzung
Ausleitung	Kompensatorische Schärfenelimination mit Hautverletzung

3. GEMEINSAME WIRKUNGSPRINZIPIEN ALLER AB- UND AUSLEITUNGSVERFAHREN

Die Wirkungsweise der Ab- und Ausleitungsverfahren lässt sich nur auf der Basis des humoralmedizinischen Denk- und Arbeitsmodells voll umfassend erklären, was aber auch bedeutet, dass die praktische Anwendung dieser Verfahren auf der Basis *humoralmedizinischer Diagnostik* erfolgen muss, um optimale therapeutische Resultate zu erzielen. Eine sinnvolle Ergänzung hierzu ist die Reflexlehre, die aber auf dem Denkmodell der konventionellen Medizin basiert und daher wesentlich jünger ist als die Humoralmedizin. Die Reflexlehre liefert die neurologischen Erklärungen dafür, warum die Lokalisation der Anwendung bei einigen Ab- und Ausleitungsverfahren entscheidend für deren Erfolg ist. Damit bestätigt die moderne Wissenschaft die empirisch gewonnenen Erkenntnisse der traditionellen Heilkunde. Näheres hierzu in Kapitel 4.

Die Anwendung der Ab- und Ausleitungsverfahren nach Indikationen bzw. nach Krankheitsnamen der konventionellen Medizin ist zwar weit verbreitet, kann aber das Wirkungspotenzial dieser Methoden nur unzureichend ausschöpfen. Mit dieser Vorgehensweise sind aufgrund der Inkompatibilität der zugrunde liegenden pathophysiologischen Denk- und Arbeitsmodelle bestenfalls Zufallserfolge zu erreichen.

3.1 Schärfen

Ein wichtiger und zentraler Begriff der humoralmedizinischen Pathophysiologie und Krankheitslehre sind die «Schärfen». Dieser sehr bildhafte Terminus steht für Reizfaktoren mit aggressivem Charakter, die bei jedem Menschen bei jeder Gewebetätigkeit und bei jedem Schritt der Säftemetamorphose entstehen. Schärfen haben zwar grundsätzlich pathogenes Potenzial, erfüllen aber auch die physiologische Aufgabe, die Abwehrsysteme des Organismus in ‹Alarmbereitschaft› zu halten und die Regeneration der Gewebe zu fördern. Entscheidend dafür, wann das physiologische Maß an Schärfen überschritten und sie damit zum krankheitsauslösenden bzw. prägenden Faktor werden, ist einerseits die Menge der produzierten Schärfen und andererseits deren Qualität. Das wiederum hängt stark von der Ernährung und v. a. der Assimilationsfähigkeit der betroffenen Person ab, also der Fähigkeit, sich die Nahrung verfügbar zu machen. In diesem Zusammenhang gilt eine wichtige Gesetzmäßigkeit: Je defizitärer die humorale Qualität der Nahrungssäfte nach der Coctio ist, umso mehr Schärfen entstehen bei der Gewebe- und Organtätigkeit.

Ein weiterer Faktor, der maßgeblich die Menge und Qualität der Schärfen bestimmt, ist die konstitutionelle Situation. Neben deren Bedeutung bei der Entstehung der Schärfen ist die Konstitution auch für die Fähigkeit des Organismus für den Schärfen-Abtransport aus dem Interstitium (Säftebewegung des Klärstroms) und deren Ausscheidung über die zuständigen Organsysteme (Elimination) verantwortlich. Die konstitutionellen Aspekte der Schärfenproblematik können hier nur angedeutet werden, sind aber in dem Buch «Konstitutionsmedizin» ausführlich in allen diagnostischen und therapeutischen Bereichen behandelt.

Aufbauend auf diesen Zusammenhängen sind die Ab- und Ausleitungsverfahren zwar sehr effiziente und wertvolle Therapieverfahren, sie können aber nur die funktionellen Teilbereiche Säftebewegung und -elimination abdecken. Diese sind zweifellos ausgesprochen wichtig, setzen aber am hinteren Ende des «Fließ-Systems Mensch» an und sollten daher unbedingt mit therapeutischen Maßnahmen ergänzt werden, die die Schärfenproduktion reduzieren. Damit bekommt die Optimierung der Coctio auch für Krankheitszustände zentrale Bedeutung, deren Symptomatik sich nicht im Verdauungssystem abspielt.

Es ist logisch leicht nachvollziehbar, dass es im Interesse einer langfristig gesundheitlichen Stabilisierung eines Menschen wenig sinnvoll ist, nur die Schärfen-Ausleitung zur forcieren, ohne gleichzeitig deren ‹Quelle› zu drosseln …

Schärfen sind somit vergleichbar mit den ‹Metaboliten›, also den Stoffwechsel-Endprodukten, die endogen bei jeder Zell- und Gewebetätigkeit entstehen und extrem pathogen sind, wenn sie nicht ausgeschieden werden können. Beispiele für lebensbedrohliche Zustände hierfür sind akutes oder chronisches Nieren- bzw. Leberversagen.

In der modernen Medizin taucht seit wenigen Jahren zunehmend der Begriff der Advanced Glycation Endproducts (AGE) auf, die als pathogenetische Faktoren bei der Entstehung chronischer Krankheiten (Diabetes mellitus, Arthrosen, Arteriosklerose u.a.m.) diskutiert werden. Es soll hier nicht behauptet werden, dass die AGE mit dem Schärfenbegriff der traditionellen Medizin identisch sind. Es ist für einen humoralmedizinisch denkenden Menschen aber unübersehbar, dass die AGE und die ihnen zugeschriebene Pathophysiologie zentrale Aspekte der traditionellen Schärfenlehre repräsentieren.

Schärfen können aber auch von außen (exogen) auf den Organismus einwirken und darüber hinaus auch nicht-stofflichen Charakter haben. In diesem Sinne sind auch psychische Belastungsfaktoren als Schärfen zu bewerten: z. B. Überforderung, Mobbing, Beziehungsprobleme, Trauer, Existenzängste, Angst vor Krankheit und Entrechtung (Kernproblematik der Covid-19-Maßnahmen)…

Beispiele für physikalische exogene ‹Schärfen› sind übermäßige Sonnenbestrahlung, Elektrosmog, gepulste elektromagnetische Strahlung, jahreszeitlich ungewöhnliche Wetterphasen, Jetlag, Schadstoffbelastung u.v.a.m.

Im Zusammenhang mit der Anwendung von Ab- und Ausleitungsverfahren spielen die endogenen Schärfen die Hauptrolle.

Eine charakteristische Besonderheit des ‹naturheilkundlichen Denkens› ist die Erkenntnis, dass die humorale Qualität von Schärfen zum Einen in der Schärfe selbst liegt, häufig aber erst sekundär in der Reizantwort des betroffenen Organismus erkennbar wird, die in der Regel konstitutionell geprägt ist. Dies ist besonders gut bei Krankheitszuständen zu beobachten, die auf der Basis einer aziden (harnsauren) Diathese entstehen: Bei Personen, deren konstitutionelle Reaktionsmuster von gelbgalliger Wärme geprägt sind (chologene Konstitutionen), wird im Interstitium deponierte Harnsäure akut entzündliche, gichtige Prozesse (z. B. Arthritis urica acuta) hervorrufen. Bei Menschen mit konstitutionell reduziertem Wärmeprinzip (phlegmatische bzw. melanchologene Konstitutionen) werden interstitielle Harnsäure-Ablagerungen zu chronisch-degenerativen Prozessen (z. B. sklerosierende Arthrosen) führen. Damit kann ein chemisch definierter Stoff (in diesem Beispiel Harnsäure) völlig unterschiedliche humorale Qualitäten entfalten, die nicht in dem Stoff selbst erkennbar sind, sondern (sekundär) aus der Reaktion des Organismus darauf.

Da säurebedingte Krankheitsbilder ein wichtiges Indikationsgebiet für Ab- und Ausleitungsverfahren sind, kann die Kenntnis über diese unterschiedlichen Reaktionsweisen wichtige Bedeutung für die korrekte Auswahl und praktische Anwendung der Ab- und Ausleitungsverfahren haben.

3.2 Dyskrasie und Kakochymie

Nach der humoralmedizinischen Krankheitslehre der TEN sind Krankheiten das Resultat der beiden im Folgenden beschriebenen Veränderungen im Säftesystem, die als *Dyskrasie* bzw. *Kakochymie* bezeichnet werden.

Dyskrasie	
Als Dyskrasie bezeichnet man das pathogenetische Übergewicht einer Säftequalität, wobei der betroffene Kardinalsaft noch ‹intakt› ist, d. h., seine definierten humoralen Qualitäten nicht verloren hat.	Cholerische Dyskrasie: Die Wärmeprinzipien sind erhöht, die Feuchtigkeit aber reduziert. Melancholische Dyskrasie: Sowohl die Wärme- als auch Feuchtigkeitsprinzipien sind bis in den pathogenen Bereich reduziert.

Kakochymie	
Als Kakochymie bezeichnet man die pathogenetische Dominanz eines Saftes, der aber *zusätzlich* mit Schärfen verunreinigt ist. Hiervon ist in den meisten Fällen das Phlegma betroffen, dessen feucht-kalte Qualität von der Schärfen-Qualität überlagert bzw. modifiziert wird.	«Schärfen» können cholerische (warm und trocken) oder melancholische Qualität (kalt und trocken) haben. Konkret bedeutet das: Wenn das Phlegma mit cholerischen Schärfen verunreinigt ist, zeigen sich in Symptomatik sowohl typisch phlegmatische als auch gelbgallige (hitzige) Muster, was diagnostisch ‹irritierende› Mischungen der Krankheitserscheinungen ergibt. Wenn das Phlegma mit melancholischen Schärfen verunreinigt ist, werden einerseits die kalten Qualitäten zusätzlich verstärkt, was die Dynamik des Organismus und seine Reaktionsmuster noch träger werden lässt. Andererseits führt die Trockenheit der Schwarzgalle mitnichten dazu, die Feuchtigkeit des Phlegmas zu reduzieren, sondern es entsteht eine ausgesprochen pathogene, ‹eingetrocknete› Feuchtigkeit, der sowohl die nährenden als auch gewebeaufbauende Qualitäten weitgehend fehlen. In der Literatur gelegentlich beschriebene phlegmatische Schärfen können aus der Sicht des Praktikers vernachlässigt werden, weil deren Qualität mit dem Modell gelb- oder schwarzgalliger Schärfen abgedeckt ist.

Die Erfahrung zeigt, dass rein dyskratische Zustände in der Praxis quasi nicht vorkommen. Gerade bei Patienten mit chronisch-degenerativen und allergischen Krankheiten besteht so gut wie immer eine kakochyme Pathophysiologie. Dies wird z. B. augendiagnostisch daran erkennbar, dass in fast jeder Iris Fremdpigmente vorhanden sind – ein wichtiges Erkennungsmerkmal für Schärfen. In manchen Augen nur sehr dezent, in anderen dominierend.

Im Interstitium deponierte Schärfen müssen durch Aktivierung des lymphatischen und venösen Klärstroms abgeleitet und so den Ausscheidungsorganen zugeführt werden. Sowohl zur Aktivierung des Klärstroms als auch der Elimination sind die Ab- und Ausleitungsverfahren ausgesprochen hilfreich.

Ein weiterer humoral-pathogenetischer Faktor sind Überschuss-Säfte. Darunter wird qualitativ intaktes, aber quantitativ übermäßiges Phlegma verstanden, das in den Geweben nicht verbraucht werden kann. Werden diese Überschuss-Säfte durch den Klärstrom nicht aus den Geweben entfernt, können auch sie zum Krankheitsauslöser werden. Ein humorales Übermaß erkennt der Therapeut v. a. an ödematösen, sich teigig anfühlenden Schwellungen in den betroffenen Geweben. Sie manifestieren sich aber häufig auch in polsterartiger Aufquellung von Hautarealen, die besonders auf dem Rücken gut zu erkennen sind. Solche Hautveränderungen sind aber nicht nur als Ereignis mit rein lokaler Bedeutung zu interpretieren, sondern sind wichtige diagnostische Hinweise auf reflektorische Verbindungen zwischen dem Dermatom der auffälligen Hautzone und dem reflektorisch gekoppelten Organbereich (Viszerom). Die gezielte Anwendung säftebewegender, entstauender Verfahren auf einer solchen Hautzone führt nach den Gesetzmäßigkeiten der kutiviszeralen Reflexverbindungen ebenfalls zu säftebewegender, entstauender Wirkung in dem ‹zugeschalteten› Organbereich – ein sehr zentraler Aspekt bei der Anwendung von Ab- und Ausleitungsverfahren, der in Kap. 4.2 weiter vertieft wird.

3.3 Systemische und lokale Folgen humoraler Entgleisungen

Jede qualitative und quantitative Veränderung im humoralen System betrifft stets den gesamten Organismus. Die Vorstellung, dass Vorgänge in unterschiedlichen Bereichen eines lebendigen Gesamtorganismus nichts miteinander zu tun haben sollen, ist für einen naturheilkundlich denkenden Menschen absurd. Jedes Gewebe steht mit jedem anderen Gewebe in wechselseitiger informativer Verbindung – auch wenn diese funktionellen Verbindungen nicht direkt erkennbar sein müssen. Daher geht es bei der naturheilkundlichen Arbeit nicht um die Frage, ob z. B. eine rezidivierende Migräne in einem pathophysiologischen Zusammenhang mit chronischen Verdauungsstörungen steht, sondern darum, ob der Therapeut die Zusammenhänge erkennt und versteht – um daraus die notwendigen therapeutischen Maßnahmen abzuleiten. *Dass* Zusammenhänge bestehen, ist eine naturheilkundliche Selbstverständlichkeit. Krankheiten sind nach dem Verständnis der TEN niemals isolierte Ereignisse der Gewebe, an und in denen sich die Krankheitserscheinungen manifestieren, sondern die zugrunde liegende Pathophysiologie betrifft stets den gesamten Organismus, allerdings mit sehr unterschiedlicher Deutlichkeit und Schwerpunkten. Dabei wird in der TEN das humorale System als übergeordnetes regulatives Prinzip gesehen. Im Zustand der Gesundheit regulieren die humoralen Aspekte alle physiologischen Lebensprozesse, bei Krankheiten prägen sie die Pathophysiologie und die daraus resultierende Symptomatik und sie steuern die Heilungsmechanismen – stets im Rahmen und gemäß den Mustern der individuellen konstitutionellen Reaktionsweise[4].

Das Prinzip ‹Alles steht mit Allem in ständiger Wechselbeziehung› ist daher eine wesentliche Grundlage jeder naturheilkundlichen Diagnostik und Therapie, und es wird bei der Arbeit mit Ab- und Ausleitungsverfahren besonders bewusst angewendet.

Sicht- und tastbare Befunde auf, in und unter der Haut zeigen die lokale humorale Situation im betroffenen Gebiet. Damit bekommen diese Befunde wichtige Bedeutung in der Diagnostik, die in Kapitel 5 und 6 ausführlich beschrieben ist.

Die humorale Situation des Gesamtorganismus ist systemische Basis der Konstitutionslehre, die präzise die individuellen Reaktionsmuster eines Menschen erkennen lässt und daher auch für die Auswahl und die Anwendungsweise der Ab- und Ausleitungsverfahren von großer Bedeutung ist.

Die in der heutigen TEN sehr differenzierte Pathophysiologie von Säfteveränderungen und -stauungen wurde in vergangenen Jahrhunderten recht ‹rustikal› gesehen und gehandhabt. Dazu ein Zitat von Paracelsus, das sowohl die humorale Pathophysiologie als auch die zur therapeutischen Beeinflussung notwendige Vorgehensweise sehr plakativ darstellt:

> «Findest Du einen Schmerz irgendwo an einem Ort, so wisse, dass die Natur an diesem Ort eine Austrittsstelle haben will.
>
> Ist sie nicht von Natur da, dann mache sie, denn die Natur muss sie hier haben und die Natur eilt nur der Austrittsstelle zu.
>
> Nun sind keine offenen Austrittsstellen hier, weil Du aber siehst, dass sie sich dahin lenkt und sich sammelt und einen Ausgang an diesem Ort begehrt, so tue es fröhlich auf und gewähre der Natur an diesem Ort einen Austritt, da sie es haben will.»

Mit ‹Natur› ist hier die Aktions- bzw. Reaktionsweise des Organismus gemeint.

Ein lokaler Schmerz wird in der Humoralmedizin als Symptom der Ansammlung von Schärfen interpretiert, die mittels des physiologischen Klärstroms nicht spontan entfernt werden können. Der Grund hierfür muss diagnostisch geklärt werden, um therapeutisch gegensteuern zu können. Der Schmerz ist für den Therapeuten der Hinweis, möglichst präzise im Schmerzbereich lokalisiert ein künstliches ‹Ersatzausscheidungsventil› zu schaffen, über das die angesammelten Schärfen eliminiert werden können.

4 Fachliteratur: F. Garvelmann: Konstitutionsmedizin; Bacopa Verlag

3.4 Säftebewegung

Ein für die praktische Anwendung wichtiger Lehrsatz der Humoralmedizin lautet:

> Die Humores (und damit auch die Körperflüssigkeiten – Fluida) müssen bewegt werden. Jede Stockung (Stagnation) des Säfteflusses ist pathogen.

Diese Erkenntnis steckt auch hinter dem in der mittelalterlichen Literatur häufig verwendeten Begriffs des «verstopften Organs», was mit «eröffnenden» Arzneien zu therapieren ist. Beispiel: Der Hirschzungenfarn (Asplenium scolopendrium) eröffnet die verstopfte Milz.

Die heutige TEN sieht den Menschen als ‹aktives Fließsystem›, das von den Körpersäften durchflutet wird, wobei die einzelnen Organe die Säfte entsprechend ihrer spezifischen Aufgabe modifizieren. Die folgende Grafik zeigt diese Vorgänge:

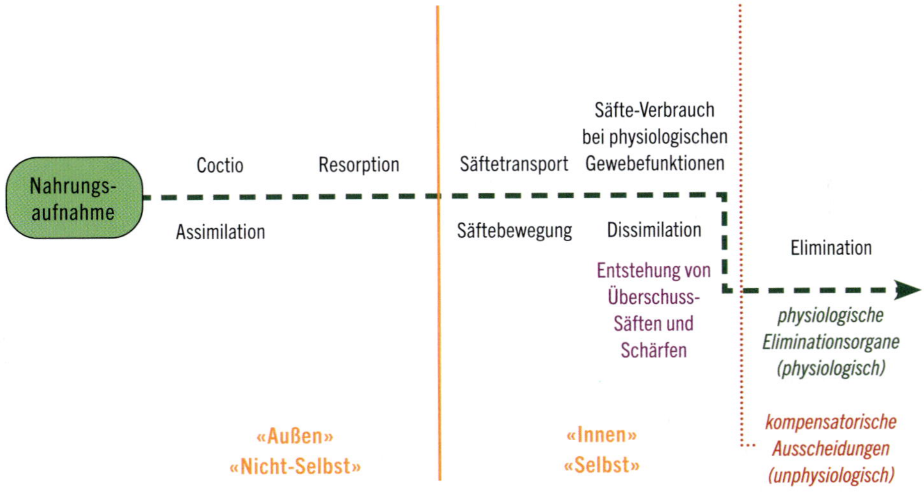

Der Organismus als aktives Fließsystem

Details hierzu im Fachbuch ‹Konstitutionsmedizin›, Seite 52.

Stockungen im Säftefluss verhindern die physiologische Metamorphose der Säfte und schränken sowohl den Klär- als auch den Nährstrom ein. Eine gute und moderne Erklärung hierfür liefert auch in diesem Bereich wieder die Lehre der interstitiellen Grundregulation nach Pischinger: Können die Metaboliten nicht via Lymph- und Venensystem abgeführt werden, behindern bzw. ‹verlängern› sie die Transitstrecke, was sekundär auch die Ernährung der Gewebezellen, aber auch deren nervale und hormonelle Regulation behindert – bis hin zur Totalblockade mit Gewebeuntergang.

Die therapeutische Förderung der Elimination von Überschuss-Säften und Schärfen ist daher seit Jahrhunderten eines der zentralen Konzepte der vor-Virchow'schen Medizin. Dabei haben die Ab- und Ausleitungsverfahren ausgesprochen wichtigen praktischen Stellenwert:

Die Ableitungsverfahren (z. B. trockenes Schröpfen, Baunscheidtverfahren, Manuelle Lymphdrainage), indem sie die physiologische Bewegung des Klärstroms über Lymph- und Venensystem aktivieren, um die ausscheidungspflichtigen Säfte den physiologischen Ausscheidungsorganen zuzuführen.

Bei der Anwendung von Ausleitungsverfahren (z. B. blutiges Schröpfen, Cantharidenblase, Blutegel) werden in besten Paracelsus'schen Sinne zusätzlich künstliche Öffnungen in der Haut geschaffen. Damit wird quasi das Prinzip der ekzematischen Ersatzausscheidung über die Haut zu therapeutischen Zwecken künstlich imitiert.

3.5 Umstimmung

Symptome, die im Verlauf eines Krankheitsgeschehen auftreten, werden in der TEN nicht prinzipiell als ‹unerwünschte› Gegebenheiten interpretiert, die es zu beseitigen gilt. Symptome können einerseits aus der Krankheit selbst entstehen, sie können andererseits aber auch Manifestationen eines bereits angelaufenen Selbstheilungsprozesses des Organismus sein[5]. Die Differenzierung, welchen Hintergrund die Symptome eines Patienten haben, sind wesentlicher Teil einer naturheilkundlichen Diagnostik. Daraus ergibt sich auch maßgeblich die therapeutische Zielrichtung: Entstehen die Symptome aus der Krankheit selbst, sind direkt symptomlindernde Mittel und Maßnahmen sinnvoll. Manifestiert sich in der Symptomatik aber ein bereits angelaufener Selbstheilungsprozess, wäre es ausgesprochen kontraproduktiv, symptom- bzw. indikationsorientiert zu therapieren. Diese unterdrückende Vorgehensweise würde die Selbstheilung des Körpers torpedieren. Das aber steht naturheilkundlichem Verständnis diametral entgegen.

5 Ausführliche Bearbeitung dieser Thematik: «Grundlagen der TEN», Kapitel 6.3

Gerade bei der Anwendung der Ab- und Ausleitungsverfahren geht es häufig darum, ineffiziente oder biologisch unsinnige Reaktionsmuster des Organismus entweder anzuregen oder zu modifizieren. Dies wird als «Umstimmung» bezeichnet: Durch gezielte therapeutische Reize wird das System ‹Organismus› veranlasst, seine pathophysiologischen Muster so zu verändern, dass durch Überwindung der Krankheit schlussendlich auch eine Reduzierung der Symptomatik erreicht wird. Eine Umstimmung kann durch unterschiedliche Therapiemethoden erreicht werden, z.B. durch pflanzliche und/oder potenzierte Arzneien, Autonosoden-Therapie (v.a. Eigenblut, -urin) oder auch durch Ab- und Ausleitungsverfahren.

3.6 Stabilisierung von Konstitution und Diathesen

Im Interesse einer systemischen Heilkunde ist es sinnvoll, das Therapieprinzip ‹Umstimmung› aus dem Blickwinkel der Konstitutionsmedizin zu betrachten.

Dabei wird die aktuelle Symptomatik eines Patienten in vielen Fällen als Manifestation einer Diathese gesehen. Dies ist per Definition ein Reaktionsmodus des Organismus auf niederschwellige Reize, der in immer gleicher oder ähnlicher Weise abläuft. In Diagnostik und Therapie muss berücksichtigt werden, dass eine Diathese immer auf der Basis der konstitutionellen Situation der betroffenen Person entsteht. Das heißt: Die Diathese prägt zwar die Symptomatik und zieht damit die Aufmerksamkeit auf sich, die weitaus wichtigere diagnostische Frage ist aber, aus welcher konstitutionellen Basis die Diathese hervorgeht. Bei der Beantwortung dieser Frage steht die Irisdiagnostik methodisch an erster Stelle. Die daraus abzuleitende Konstitutionstherapie kann aber nicht nur mit Arzneimitteln erfolgen, sondern auch die Ab- und Ausleitungsverfahren können hierbei erfolgreich eingesetzt werden. Aus diesem Grund ist die Konstitutionsmedizin auch eng mit dem Namen Bernhard Aschner verknüpft, der mit seinem Buch «Konstitutionstherapie» den literarischen Grundstein für die Behandlungsmethode mit Ab- und Ausleitungsverfahren gelegt hat. Die höchste Effizienz wird erreicht mit Behandlungskonzepten, bei denen Ab- und Ausleitungsverfahren mit einer individuellen Arzneitherapie kombiniert wird, immer unter Berücksichtigung der beiden ‹Säulen der Therapie›, wie es ebenfalls im Buch «Humoralmedizinische Praxis» beschrieben ist.

1. Konstitutionelle Säule
2. Symptomorientierte Säule

Die strenge (theoretische) Trennung der beiden Säulen wird in der praktischen Anwendung aber dadurch teilweise aufgelöst, dass man Arzneien und andere

Verfahren einsetzt, die beide Aspekte abdecken.

3.7 Reize als therapeutisches Prinzip

Viele therapeutische Methoden der TEN arbeiten auf der Basis von Reizen, die von außen gesetzt werden, mit dem Ziel, den Organismus zu einer Reizantwort zu bewegen, der die natürlichen Selbstheilungsmechanismen optimiert. Dabei wird unterschieden zwischen

- *unspezifischen* Reizen, die im Sinne der oben beschriebenen Umstimmung zur Modifizierung der Abwehr- und Heilungsmechanismen führen, dem Organismus aber selbst überlassen, wie diese Reaktionen ausfallen,

  und

- *spezifischen* Reizen, die durch Einbringen sehr gezielter Informationen bzw. Reizqualitäten die Arbeitsweise der Abwehr- und Heilungsmechanismen so modifizieren, dass die individuell bestehende Pathophysiologie korrigiert werden kann.

Beispiele für (weitgehend) unspezifische Reiztherapien sind: Fasten, Kneipp-Verfahren, Ganzkörpermassagen, Schröpfmassagen, Aderlass, Entgiftungskuren (wobei sämtliche Verfahren auch sehr spezifisch konzipiert werden können).

Beispiele für (weitgehend) spezifische Reiztherapien sind: Anwendung potenzierter und nicht-potenzierter Arzneien, trockenes und blutiges Schröpfen, Baunscheidtieren, Cantharidenpflaster in Reflex- bzw. Schmerzzonen.

Es ist kaum möglich, diese Zuordnung eindeutig anhand der Methoden-Namen zu treffen, weil es im Endeffekt (wie so oft ...) wieder von der Anwendungsweise abhängt, ob die Reizwirkung spezifisch oder unspezifisch ist: Ort, Reizqualität und -stärke sowie Zeitpunkt.

Bei der Anwendung von pflanzlichen und potenzierten Arzneien ist es eine naturheilkundliche Binsenweisheit, dass das oder die Mittel umso besser wirken, je genauer sie zum Wesen und zu der Pathophysiologie des betreffenden Menschen passen – auf allen Ebenen. Es ist ein charakteristisches Merkmal der TEN, dass sie die Wirkungsweise von Arzneien (und das gilt für alle Arten und Galenika) nicht als Träger bestimmter Wirk*stoffe* sieht, die direkt in das körperliche Geschehen eingreifen, sondern stets als spezifische Wirkungs*impulse* (Reize) auf den Gesamtorganismus, die dieser beantworten muss. Die Wirkung eines Arzneimittels besteht also in der Reizantwort des Organismus, was idealerweise zur Optimierung der Selbstheilungsmechanismen führt. Eine solche Wirkung kann aber nur zustande kommen, wenn die durch den Arzneiimpuls gesetzte Information vom Organismus auch ‹verstanden› wird. Dabei sind es nicht nur Inhalts*stoffe*, die für das Wirkungspotenzial eines Arzneimittels verantwortlich sind. Das Wirkungsvermögen ergibt sich aus der Gesamtheit materiell basierter und nicht-stofflicher Informationen, was mit dem Software-Prinzip der Computertechnologie vergleichbar ist.

Gerade bei der sogenannt ‹wissenschaftlichen› Bewertung der Homöopathie wird gebetsmühlenartig wiederholt, dass diese Mittel nicht wirken können, weil kein Wirkstoff nachweisbar sei ... Damit outen die betreffenden Mediziner lediglich ihre eigene Unfähigkeit, sich von der Vorstellung lösen zu können, Wirkung müsse zwingend an einen Stoff geknüpft sein. Eine Einschätzung, über die ein Physiker oder IT-ler nur milde lächeln kann... Wenn nicht-stoffliche, informatorisch induzierte Wirkung stets «esoterischer Blödsinn» wäre, müsste man in logischer Konsequenz jeden PC als Kultobjekt esoterischer Rituale sehen...

Aber warum diese Bemerkungen in einem Buch über Ab- und Ausleitungsverfahren?

Zum Einen werden sind diese Verfahren meist Element eines umfassenden Therapiekonzeptes, in dem sie mit Arzneien kombiniert werden. Zum Anderen basiert die Wirkung der Ab- und Ausleitungsverfahren vor allem auf nicht-stofflichen, physikalischen Reizwirkungen. Bei einigen Methoden, wie z. B. Cantharidenpflaster oder Baunscheidtverfahren, sind die verwendeten Wirkstoffe (in Canthariden-paste bzw. Baunscheidtöl) quasi Vermittler der gewünschten Wirkung, spielen aber für die eigentliche Wirkung kaum eine Rolle. Die therapeutische Wirkung der Ab- und Ausleitungsverfahren ist das Ergebnis von physikalischen Reizen, die, je nach Methode, eine spezifische, humoralmedizinisch definierte Qualität haben. So gibt es erwärmende (z. B. trockenes Schröpfen), kühlende (z. B. blutiges Schröpfen, Blutegel), befeuchtende (z. B. feuchte Wickel, Bäder) und trocknende Reize (z. B. Aderlass, Cantharidenpflaster). Dabei sind die humoralen Qualitäten jeweils gemäß der Säftelehre kombiniert, weshalb eine Methode auch zwei Qualitäten vereinen kann. Dabei steht aber stets die Wärme- bzw. Kältequalität als energetisch regulatives Prinzip im Vordergrund. Details hierzu in den Kapiteln zu den einzelnen Methoden.

Die Reize werden bei der Anwendung der Ab- und Ausleitungsverfahren zwar lokal angewendet, ihre Wirkung wird aber stets auf die reflektorisch verbundenen Gewebe übertragen, was dort eine der gesetzten Reizqualität entsprechende Reaktion auslöst. So bedingt ein erwärmender Therapiereiz u.a. eine Steigerung der Dynamik, des Tonus und dem aktiven Blutzudrang in den reflektorisch verknüpften Geweben. Ein kühlender Reiz auf der Haut führt u.a. zu Dämpfung der Dynamik, Tonusverminderung und Reduzierung des aktiven Blutzudrangs. In jedem Fall entstehen zudem mehr oder weniger ausgeprägte synergistische Wirkungen auf den Gesamtorganismus. So gesehen sind die Ab- und Ausleitungsverfahren auch in der systemisch-konstitutionellen Therapie sinnvoll und effektiv.

Zusammenfassung:

Therapie bedeutet im Sinne der TEN immer das gezielte Setzen von Reizen, die - als Reizantwort - den Gesamtorganismus veranlassen, genetisch und epigenetisch determinierte Abwehr-, Überwindungs- und Heilungsprogramme entsprechend der bestehenden Situation zu aktivieren, zu dämpfen oder zu modifizieren.

Dies kann mit dem gesamten Spektrum der TEN-spezifischen Behandlungsmethoden erfolgen, die immer eingegliedert werden in diätetische Anpassung der Ernährung und des ‹Lifestyles› (im weitesten Sinne), die der konstitutionellen und aktuellen humoralen Situation entspricht.

4. WIRKUNGSEBENEN

4.1 Humorale Wirkung

In der Wirkungsweise der verschiedenen Ab- und Ausleitungsverfahren sind die folgenden humoralmedizinischen Aspekte erkennbar:

- Die humoralen Qualitäten: Eine Methode kann erwärmend bzw. kühlend sein, sie kann befeuchten oder trocknen
- Zuordnung zu den Kardinalsäften: Diese ergibt sich aus der Kombination der humoralen Qualitäten
- Zuordnung zu den Fließsystemen: Eine Methode hat entweder eine Schwerpunktwirkung auf das Lymph- oder das Blutsystem

Zu den Qualitäten:
Erwärmend bedeutet, dass die Methode zu einer Steigerung der Dynamik führt. Daher sind erwärmende Verfahren dann angebracht, wenn im Zentrum der Pathophysiologie ein energetisches Defizit besteht. Häufige Symptome hierbei ist muskuläre Hypotonie und verminderte Durchblutung der betroffenen Gewebe.

Synonym werden für erwärmende Wirkung auch die Begriffe tonisierend, aktivierend und stimulierend verwendet. Beispiele für erwärmende Methoden: Trockenes Schröpfen, klassische Massage und warme Wickel.

Die *kühlende* Wirkung wird meist indirekt oder direkt durch Ab- und Ausleitung hitziger Säfte erreicht. Solche Methoden sind notwendig, wenn die Gelbgalle im Zentrum der Pathophysiologie steht. Meist handelt es sich um gelbgallige Schärfen, die im Gewebe angesammelt sind, weil der Klärstrom aufgrund Energiemangel stagniert. Häufige Symptome sind hierbei: Muskuläre Hypertonie, auch harte Myogelosen, kongestiver Blutzudrang (meist besteht Rötung des Gewebes) und heftige, auch neuralgische Schmerzen.

Synonym werden für kühlende Wirkung auch die Begriffe detonisierend, schwächend und sedierend verwendet. Beispiele für kühlende Methoden: Blutiges Schröpfen, Blutegel, Aderlass und kühle Wickel.

Eine *befeuchtende* Wirkung bedeutet Steigerung der Versorgung des Gewebes mit Nährsäften, die durch das angewendete Verfahren zum Gewebe hingezogen werden. In humoralmedizinischer Terminologie bedeutet dies eine Steigerung der Attraktionskraft, worin auch erkennbar wird, dass das befeuchtende Prinzip direkt abhängig ist vom Vorhandensein physiologischer Wärme. Die stoffliche und die energetische Komponente stehen auch in diesem Fall in ständiger, untrennbarer Wechselbeziehung. Eine befeuchtende Wirkung in den Geweben ist mit den hier beschriebenen Methoden aber nur dann erreichbar, wenn dem Organismus grundsätzlich ausreichend physiologische Feuchtigkeit zur Verfügung steht – die dann ‹verteilt› werden kann. Da Qualität und Quantität der Feuchtigkeit von der Fähigkeit der Coctio abhängt, ist es in vielen Fällen sinnvoll, befeuchtende Therapiereize mit Coctio-optimierenden Maßnahmen zu kombinieren, was v. a. Tonisierung des Magens[6] bedeutet.

Befeuchtende Methoden sind dann notwendig, wenn ein Defizit an Feuchtigkeit im Gewebe besteht. Häufige Symptome hierbei sind Einziehungen in und unter der Haut, muskuläre Hypotrophie (Ernährungsstörungen), Steifigkeit im Bewegungsapparat oder Sklerosen. Beispiele für befeuchtende Methoden: Trockenes Schröpfen, Bäder und klassische Massage.

Von *trocknender* Wirkung spricht man, wenn übermäßige, stagnierende Feuchtigkeit ab- und ausgeleitet wird. Das geschieht entweder durch Aktivierung des Klärstroms (=Ableitung) oder durch Schaffung künstlicher Öffnungen in der Haut (= Ausleitung).

In humoralmedizinischer Terminologie bedeutet dies entweder Stimulation der Depulsion bzw. der Expulsion – beides aktive Prozesse, deren Effizienz wiederum vom Maß der verfügbaren physiologischen Wärme anhängig ist.

Trocknende Maßnahmen sind notwendig bei Feuchtigkeitsüberschuss und -stagnation in den Geweben, was sich z. B. als Ödeme, Schwellung, Aufquellung der Haut, Gelenkergüsse oder aber auch als Zysten manifestiert. Kurz: Bei allen hypertrophen Prozessen bzw. krankhafter Erhöhung des Turgors (Flüssigkeitsspannung)

Beispiele für trocknende Methoden: Blutiges Schröpfen, Blutegel, Aderlass und Cantharidenblase.

> **Merksatz:** Jeder Entzug von Körperflüssigkeiten über künstlich geschaffene Öffnungen bewirkt eine Reduzierung sowohl des Wärme- als auch Feuchtigkeitsprinzips, ist also kühlend und trocknend.

6 Magen im humoralmedizinischen Sinne: Regulationszentrum der ersten Coctio, indirekt auch der zweiten und dritten Coctio.

Notwendige Grundlage dieser qualitätsorientierten Anwendungsweise der Ab- und Ausleitungsverfahren ist die humorale Diagnostik, bei der die inspektorische und palpatorische Befunderhebung des Rückens eine zentrale Rolle spielt.

4.2 Nervale Ebene

Das neurologische Modell der kutiviszeralen Reflexbögen liefert wissenschaftliche Erklärungen zur Arbeit mit Ab- und Ausleitungsverfahren über Reflexzonen. Die Verknüpfung der humoralen Wirkungsweise mit der Funktionalität von reflektorischen Verbindungen zwischen der Haut und inneren Organen erklärt und bestätigt nicht nur die empirisch gewonnenen Erkenntnisse der ‹alten› Heilkunde, sondern liefert auch die wissenschaftlichen Erklärungen dafür, wie die Wirkungen auf der organischen Ebene zustande kommen. Basis ist die segmentale Versorgung der Hautsegmente durch die Spinalnerven, woraus sich die Head'schen Zonen ergeben. Vom Spinalganglion jedes Spinalnervs geht aber nicht nur ein Ast zu ‹seiner› Head'schen Zone der Haut, sondern ein zweiter Ast zu einem bestimmten Muskelbereich und ein dritter Ast versorgt ein Organ bzw. Organteil. Dafür werden die folgenden Begriffe verwendet:

- Dermatom: Das von einem Spinalnerv versorgte Hautgebiet
- Myotom: Der vom selben Spinalnerv versorgte Muskelbereich
- Viszerom: Die vom selben Spinalnerv versorgte Organbereich

Kutiviszeraler Reflexbogen:

Über sensible, afferente Bahnen gelangt ein Reiz vom segmentalen Dermatom über das Spinalganglion zur hinteren Wurzel und von dort zur Seitenhornsäule des Rückenmarks. Dort wird die afferente Reflexbahn auf efferente Fasern umgeschaltet und über den Ramus communicans albus und zurück über das Grenzstrangganglion zum Organ bzw. Organteil geleitet. Die gleichen Reizbahnen bestehen auch für das Myotom, wobei diese sowohl afferent als auch efferent sind.

Wie es für Reflexe typisch ist, laufen die nervalen Reaktionen zwar autark ab. Über die Hinterwurzel ist aber die Anbindung an das Gehirn vorhanden, wodurch die reflexauslösenden Reize auf Dermatom bzw. Myotom zeitverzögert wahrgenommen werden können.

Siehe Grafik auf der nächsten Seite.

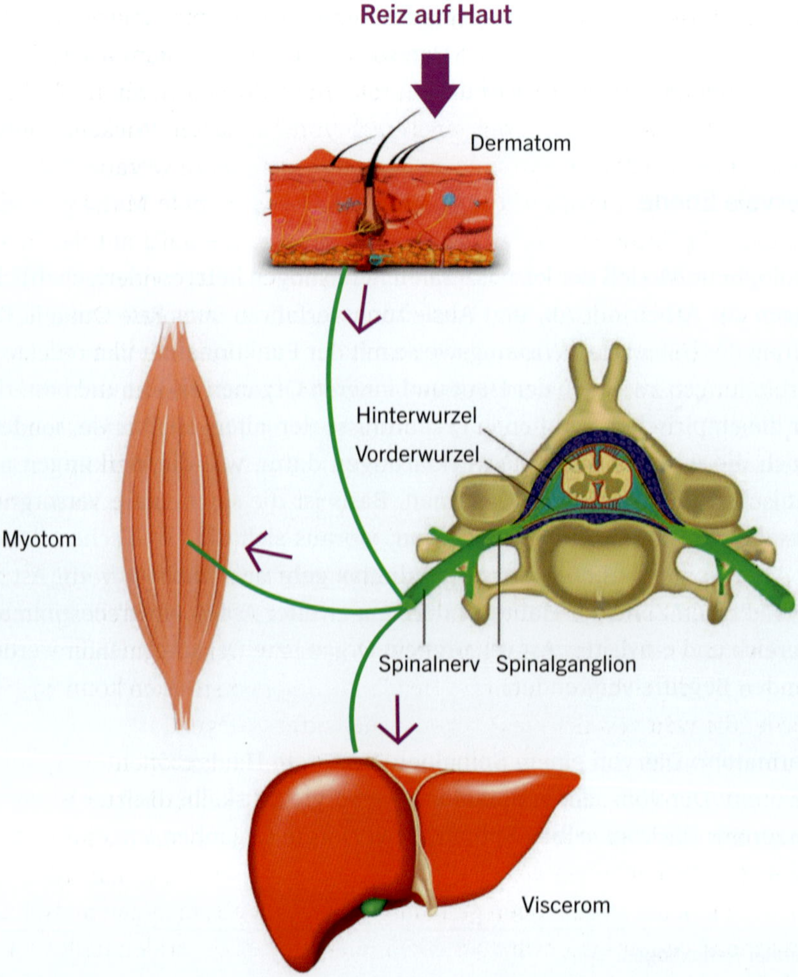

Reflektorische Reizübertragung am Beispiel eines Reizes auf die Haut

Über die nervalen Verbindungen stehen diese drei Bereiche über das Spinalganglion in ständiger wechselseitiger Kommunikation, wobei die Informationsübertragung in beide Richtungen verlaufen kann. Über diesen Mechanismus können sich Störungen in einem Organ sowohl auf den ‹zugeschalteten› Muskelbereich projizieren (was z. B. schmerzhafte Verspannungen in diesem Bereich auslöst) als auch in das ‹zugeschaltete› Hautareal (was sich z. B. durch veränderte Sensibilität, Rötungen, Schwellungen usw. manifestiert).

Für die therapeutische Anwendung entscheidend ist der umgekehrte Weg, bei dem auf ein Dermatom einwirkende Reize sowohl auf das Myotom als auch das Viszerom übertragen werden. Dies ist die neurologische Grundlage für die Wirkung vieler Ab- und Ausleitungsverfahren, aber auch von Massagen, Wickeln, Einreibungen und intrakutanen Injektionen (Quaddeln) auf innere Organe. Gleiches gilt für therapeutische Reize auf die Muskulatur, wie z. B. tiefe Massagen oder intramuskuläre Injektionen. Diese werden reflektorisch ebenfalls auf das Viszerom übertragen – und zwar nicht nur als unspezifischer Reiz, sondern spezifisch mit der angewendeten Reizqualität. Diese kann durch die humorale Qualität des Therapiereizes definiert sein, aber auch durch ein injiziertes Medikament, was z. B. in der Neuraltherapie eine zentrale Rolle spielt, v. a. dann, wenn dem Neuraltherapeutikum (Lidocain oder Procain) weitere Arzneien zugemischt werden. Für die praktische Anwendung all dieser Verfahren ist es daher essentiell zu wissen, welcher Hautbezirk mit welchem Organ in Verbindung steht. Diese Hautareale bezeichnet man als Reflexzonen.

Da aber auch die Spinalganglien nicht isoliert arbeiten, sondern vertikal miteinander verschaltet sind, sind die Reflexzonen nicht mit den Head'schen Zonen identisch. Durch die Informationsübermittlung über mehrere Segmente ergeben sich Reflexzonen, die sich über mehrere Head'sche Zonen erstrecken können, oder sogar solche, die weit von der Head'schen Zone entfernt liegen.

Man unterscheidet daher Hauptzonen, die für die Reflexzonentherapie am häufigsten verwendet werden, und Nebenzonen, bei denen ein direkter Bezug zu den Dermatomen nicht erkennbar ist. Die Hauptzonen sind meist anatomisch bzw. anhand der Head'schen Zonen dem jeweiligen Organ zuordnen. Bei den reflektorischen Fernzonen, auch Nebenzonen genannt, ist der Bezug zum Organ meist nicht direkt erkennbar und er lässt sich auch nicht über die kutiviszeralen Reflexbögen neurologisch erklären. Die Fernzonen haben vielmehr energetisch-informatorische Beziehungen zu ‹ihren› Organen, die sich mit dem Meridiansystem bzw. Akupunkturpunkten der TCM erklären lassen und rein empirisch ermittelt wurden.

4.3 Verknüpfung der beiden Ebenen

Die praktische Anwendung der Ab- und Ausleitungsverfahren in der TEN lebt von der Verknüpfung der humoralen mit der reflektorischen Wirkung. Konkret heißt das:

- Wird ein *erwärmender* Reiz in der Reflexzone gesetzt, wird diese Qualität über den kutiviszeralen Reflexbogen dem zugeschalteten Organ übermittelt, was zu einer Anregung der Funktionalität des Organs führt. Dies ist notwendig bei Hypokinetik des betreffenden Organs.

- Wird ein *kühlender* Reiz in der Reflexzone gesetzt, wird dem zugeschalteten Organ ein wärmedämpfender Impuls übermittelt, was zur Reduzierung hyperkinetischer Organfunktionen führt.
- Wird ein *säftebewegender* Reiz in der Reflexzone gesetzt, wird auch in den reflektorisch verbundenen Geweben die Dynamik des Klärstroms stimuliert. Dies läuft – je nach angewendeter Methode – schwerpunktmäßig entweder im Lymphsystem (z. B. beim Baunscheidtieren) oder im venösen Blutsystem (z. B. bei der Blutegelbehandlung) ab.

5. HUMORALMEDIZINISCHE SCHMERZDIAGNOSTIK

Die individuellen Qualitäten von Schmerzen und ihre Wahrnehmung vom Patienten sind für Humoralmediziner unverzichtbare Informationen über die zugrunde liegende humorale Situation. Für die Anwendung von Ab- und Ausleitungsverfahren können diese Informationen daher entscheidend für die Auswahl der Methode und deren Anwendungsdauer und -modus sein.

Die ‹Übersetzung› der vom Patienten geschilderten Beschwerden in das humoralmedizinische Denk- und Arbeitsmodell ist absolut notwendig, um konsistent humoralmedizinisch arbeiten zu können. Das gilt natürlich auch für die Arbeit mit Ab- und Ausleitungsverfahren. Es kann gar nicht oft genug betont werden: Indikationen bzw. ‹Diagnosen› entsprechend der Terminologie der konventionellen Medizin sind als Basis jeglicher Therapie in der TEN vollkommen unzureichend, weil sie die Individualität des Krankheitsprozesses nicht widerspiegeln. Voraussetzung für effiziente Therapien ist eine TEN-spezifische Diagnostik nach humoralmedizinischen Kriterien.

5.1 Schmerzqualitäten

Eine sehr umfangreiche Zusammenstellung der humoralmedizinischen Diagnostik und Interpretationen von Symptomen bzw. Funktionsstörungen der Organsysteme finden Sie in Kap. 11 in «Humoralmedizinische Praxis», Band 1.

Daher werden im Folgenden nur die Aspekte behandelt, die zentrale Bedeutung bei der Arbeit mit Ab- und Ausleitungsverfahren haben.

Schmerzqualitäten	Humorale Interpretation
– Akut entzündlich – Heftig – Rasch auftretend und veränderlich – Krampfartig – Pulsierend, pochend – Stechend – Schneidend – Brennend – Neuralgisch – Hyperästhesie	Pathologisch übersteigertes Wärmeprinzip Sehr oft: cholerische Schärfen
– Dumpf – Drückend – Beklemmend – Kältegefühl – Schwäche-, Lähmungsgefühl, Kraftlosigkeit – Hypo- bis Anästhesie	Pathologisch vermindertes Wärmeprinzip (= Kälte) Auch Hinweis auf melancholische Schärfen
– Schwellungsgefühl – Stauungsgefühl – Spannungsgefühl	Pathologisch gesteigertes Feuchtigkeitsprinzip
– Trockenheitsgefühl – Gefühl der Unbeweglichkeit	Pathologisch vermindertes Feuchtigkeitsprinzip (= Trockenheit) Auch Hinweis auf melancholische Schärfen

Pathologische / pathophysiologische Abweichungen	Humorale Interpretation
– Hyperkinetik – Fieber – Akute Entzündung – Kongestion	Pathologisch übersteigertes Wärmeprinzip Sehr oft: cholerische Schärfen
– Hypokinetik – Chronische Entzündung – Rezidivneigung – Anfälligkeit gegen ‹Erkältungen› – Plethora – Reaktionsstarre – Hypothermie	Pathologisch vermindertes Wärmeprinzip (= Kälte) Auch Hinweis auf melancholische Schärfen

Pathologische / pathophysiologische Abweichungen	Humorale Interpretation
– Hyperplastische Zustände – Schwellungen jeder Art – Ödeme – Feuchte Katarrhe/Ekzeme	Pathologisch gesteigertes Feuchtigkeitsprinzip
– Hypoplastische Zustände – Gewebeabbau, Degeneration – Steifigkeit, Starre – Kristallose (Konkrementbildung) – Trockene Katarrhe/Ekzeme	Pathologisch vermindertes Feuchtigkeitsprinzip (= Trockenheit) Auch Hinweis auf melancholische Schärfen

5.2 Modalitäten

Sehr wichtige Hinweise zur humoralen Pathophysiologie – und damit für die therapeutische Zielrichtung – liefern die Modalitäten. Darunter versteht man Einflussfaktoren, durch die sich die Symptome verbessern bzw. verschlechtern. Auch die Modalitäten basieren auf den vier humoralen Qualitäten.

Modalität	Humorale Interpretation	Therapeutische Konsequenz
Verschlechterung der Beschwerden durch Wärmeeinfluss *Beispiele:* Wärmflasche, Rotlicht, Sonnenbad, warmer Wickel, warmes Bad *auch:* Bewegung (stärkster wärmefördernder Faktor) Aktivierende Massagen	Pathophysiologie bedingt durch übersteigerte Wärme, gelbgallige Schärfen	Wärmereduzierende Maßnahmen *Beispiele:* Blutiges Schröpfen, Blutegel, Aderlass, Cantharidenpflaster
Besserung der Beschwerden durch Wärmeeinfluss	Pathophysiologie bedingt durch reduzierte Wärme oder Kälteeinfluss Schwarzgallige Schärfen	Wärmestimulierende Maßnahmen *Beispiele:* Trockenes Schröpfen, Aktivierende Massage, Baunscheidtverfahren, Hyperämisierende Salben / Pflaster

Modalität	Humorale Interpretation	Therapeutische Konsequenz
Verschlechterung der Beschwerden durch Kälteeinfluss *Beispiele:* Coolpacks, kalte Güsse, Eisanwendungen *Auch:* Wetterwechsel von Warm auf Kalt Kalte Jahreszeit	Pathophysiologie bedingt durch reduzierte Wärme oder Kälteeinfluss Schwarzgallige Schärfen	Wärmestimulierende Maßnahmen
Besserung der Beschwerden durch Kälteeinfluss	Pathophysiologie bedingt durch übersteigerte Wärme, gelbgallige Schärfen	Wärmereduzierende Maßnahmen
Verschlechterung der Beschwerden durch Feuchtigkeitseinfluss *Beispiele:* Nebel-, Regenperioden; Nähe von Gewässern	Pathophysiologie bedingt durch übersteigertes, stagnierendes Feuchtigkeitsprinzip	Feuchtigkeitsreduzierende bzw. -bewegende Maßnahmen *Beispiele:* Blutiges Schröpfen, Baunscheidtverfahren, Cantharidenblase, Aderlass
Besserung der Beschwerden durch Feuchtigkeitseinfluss	Pathophysiologie bedingt durch reduziertes Feuchtigkeitsprinzip	Feuchtigkeitsfördernde bzw. -bewegende Maßnahmen *Beispiele:* Trockenes Schröpfen, Baunscheidtverfahren, Verbesserung der Feuchtigkeitsqualität durch Optimierung der Coctio
Verschlechterung der Beschwerden durch Trockenheitseinfluss *Beispiele:* Klimatische Trockenheitsperioden, Reduzierte Flüssigkeitszufuhr durch nicht ausreichendes Trinken	Pathophysiologie bedingt durch reduziertes Feuchtigkeitsprinzip Schwarzgallige Schärfen	Feuchtigkeitsfördernde bzw. -bewegende Maßnahmen *Beispiele:* Feuchte Wickel, Bäder, Waschungen, Trockenes Schröpfen, Baunscheidtverfahren
Besserung der Beschwerden durch Trockenheitseinfluss	Pathophysiologie bedingt durch übersteigertes, stagnierendes Feuchtigkeitsprinzip	Feuchtigkeitsreduzierende bzw. -bewegende Maßnahmen

6. HUMORALE DIAGNOSTIK / BEFUNDUNG

6.1 Der Rücken als diagnostisches Feld

Der Rücken steht nicht nur bei schmerzhaften Rückenleiden diagnostisch im Zentrum, sondern kann auch bzgl. der humoralen Pathophysiologie von Erkrankungen innerer Organe wertvolle Informationen liefern. Grundlage dabei sind die im vorherigen Kapitel beschriebenen kutiviszeralen Reflexverbindungen. Diagnostische Hilfsmittel sind nicht notwendig, die Befundung erfolgt durch Betrachtung (Inspektion) und Tastung (Palpation), gelegentlich auch durch Perkussion (z. B. Klopfschmerz). Für die Analyse der Beweglichkeit von Wirbelsäule und Becken (bes. Ileosacralgelenk) ist die Kenntnis der physiologischen und pathologischen Bewegungsmuster des Bewegungsapparates notwendig, was aber nicht Thema dieses Buches ist.

6.2 Befundung

Bei der Beurteilung der im Folgenden beschriebenen Phänomene ist zu beachten, dass diese in allen erdenklichen Kombinationen auftreten können.

6.2.1 Hypertonus des Gewebes

Beim Abtasten des Rückens sind muskulär hypertone Bereiche leicht zu erkennen, zumal die betroffene Muskulatur meist bereits bei moderatem Druck schmerzhaft ist, bzw. vom Patienten auch spontane Schmerzen in Ruhe oder bei Bewegung angegeben werden. Die betroffenen Gebiete fühlen sich härter und weniger nachgiebig an, als die umliegende Muskulatur. Häufig sind auch verhärtete Stränge tastbar («wie Stahlseile»).

Humorale Bewertung

Muskuläre Hypertonie ist stets Folge eines pathologisch gesteigerten Wärmeprinzips im betroffenen Gewebe. Meist handelt es sich dabei um gelbgallige Schärfen, die durch Stagnation des Säfteflusses nicht spontan aus dem Gewebe abgeleitet werden können. Dabei besteht die scheinbar paradoxe Situation, dass parallel zur hitzigen Schärfenbelastung ein Defizit an physiologischer Wärme besteht, was die reduzierte Dynamik des Klärstroms bedingt.

Therapeutische Zielsetzung und Methodik

Bei muskulär hypertonen Zuständen sind ausleitende, detonisierende Verfahren auf den Hautarealen über diesen Zonen notwendig. Die wichtigste Methode hierzu ist das blutige Schröpfen. Auch das Baunscheidtverfahren kann angewendet werden, wirkt aber eher ableitend und bringt die gestauten Säfte in Bewegung, womit sie den Ausscheidungsorganen zugeführt werden können – als generelle Voraussetzung für die Elimination pathologischer Säfte.

6.2.2 Hypotonus des Gewebes

Hypotone Zustände der Gewebe sind Folge eines Mangels an physiologischer Wärme (Kälte) in diesen Geweben. Weiter diagnostisch abzuklären ist dabei, ob es sich um die Kombination der Qualitäten kalt und feucht (= phlegmatische Situation) oder kalt und trocken (= melancholische Situation) handelt. Diese Informationen bzgl. der lokalen humoralen Situation ergeben sich aus den im Folgenden beschriebenen Befunden. Handelt es sich um Manifestationen, die auf der konstitutionellen Situation basieren (die fast immer eine tragende Rolle spielt…), liefern diagnostische Methoden wie z. B. Augen-, Puls- und Zungendiagnose die entsprechenden Informationen.

Zustände, denen schwarzgallige Schärfen zugrunde liegen, haben gravierendere Bedeutung für die Pathophysiologie, weil neben dem zu tastenden mangelnden Muskeltonus auch die Dynamik der Fließsysteme blockiert ist, die für den Klärstrom der Schärfen zuständig sind. Das kompliziert die Therapie solcher Zustände erheblich.

Therapeutische Zielsetzung und Methodik

Bei hypotonem Gewebezustand ist in jedem Fall die Aktivierung der physiologischen Wärme notwendig, sowohl lokal als auch im Gesamtorganismus, denn es kann nur Energie in die Gewebe geleitet werden, wenn diese grundsätzlich vorhanden ist.

Die wichtigste Methode der Tonisierung eines Gewebes ist das trockene Schröpfen, bzw. die Schröpfmassage, wenn die Behandlung größerer Areale notwendig ist.

Auch die Anwendung des Baunscheidt-Verfahrens ist in solchen Fällen sinnvoll. Auch wenn diese Methode nur wenig direkt aktivierende Wirkung auf das lokale Wärmeprinzip hat, regt es doch die Elimination schwarzgalliger Schärfen aus den Geweben via Lymphsystem an, womit ein entscheidender ‹Blockadefaktor› für die physiologische Wärme beseitigt wird.
Säfteausleitende Verfahren sind bei hypotonen Zuständen kontraindiziert, zumindest deren lokale Anwendung in den energetisch kalten Regionen. Ob systemisch kühlende Verfahren, wie z. B. Aderlässe sinnvoll sind, hängt von der aktuellen und konstitutionellen Gesamtsituation ab.

6.2.3 Gewebe-Verhärtung heiß oder kalt

Dies sind lokal eng begrenzte Zonen, meist in der Muskulatur, die palpatorisch erkennbar werden. Man bezeichnet sie als Myogelosen oder einfach nur Gelosen. Diese können sowohl heiß als auch kalt sein, worin sich die humorale Pathophysiologie bereits widerspiegelt. Daher sind die humoralen Hintergründe von Gelosen mit den oben beschriebenen hyper- bzw. hypotonen Zuständen weitgehend identisch und auch bei der Benennung bestehen fließende Übergänge. Eine deutliche Abgrenzung zwischen einer Gewebeverhärtung und dem umliegenden Gewebe ist immer ein Hinweis auf lokale Stagnationen im Säftefluss, weshalb neben den erwärmenden bzw. kühlenden auch säftebewegende Maßnahmen sinnvoll sind.

Warme/heiße Gelosen sind häufig schmerzhaft, sowohl spontan als auch bei der Palpation. Sie fühlen sich warm an, sowohl für den Patienten als auch für den Therapeuten und es kann sogar Brennschmerz angegeben werden.

Die humorale Pathophysiologie ist hierbei die Ansammlung gelbgalliger Schärfen in der Gelose, die aufgrund der Stagnation im Klärstrom nicht eliminiert werden können.

Die therapeutische Vorgehensweise entspricht der bei hypertonen Zuständen.

Bei deutlich abgegrenzten Verhärtungen bewährt sich auch das Setzen einer Cantharidenblase direkt über der Gelose.

Kalte Gelosen sind meistens wenig bis gar nicht schmerzhaft. Es wird meist nur ein unangenehmes Gefühl bei der Palpation angegeben. Gelegentlich berichten die Patienten über ein subjektives lokales Kältegefühl (was immer auch humorale Kälte bedeutet) und Steifigkeit des betroffenen Körperbereiches.

Die therapeutische Vorgehensweise entspricht der bei hypotonen Zuständen, kombiniert mit lokal und generell säftebewegenden Maßnahmen.

6.2.4 Schwellungen / Ödeme

Jede Schwellung, Ausdehnung bzw. Vergrößerung eines Gewebes (Hyperplasie) ist das pathophysiologische Ergebnis eines Übermaßes von kalter Feuchtigkeit, die nicht bewegt werden kann, weil dafür die physiologische Wärme fehlt. Bei kalten Schwellungen ist dieser Zusammenhang logisch, aber bei heißen Schwellungen besteht ein scheinbarer Widerspruch, der sich durch cholerische Schärfen erklärt. Gelbgallige Schärfen können keine fehlende physiologische Wärme kompensieren, weshalb sowohl hyperkinetische (bei pathophysiologischer Dominanz der hitzigen Schärfen), als auch hypokinetische Symptomatik (durch den Mangel an physiologischer Wärme) entstehen kann.. Qualitativ widersprüchliche Symptome sind stets Hinweis auf Schärfenbelastungen – egal in welchem Bereich des Organismus.

Lokale Schwellungen sind aufgrund der unphysiologischen Feuchtigkeitsqualität nie ein rein lokales Problem. Daher sind in solchen Fällen immer generelle, diätetische und therapeutische Maßnahmen notwendig, die das Phlegma reduzieren, indem sie es durch Steigerung des Wärmeprinzips verwertbar machen und in Bewegung bringen.

Erwärmende, säftebewegende und ausleitende Verfahren können aber auch lokal angewendet eine wichtige Unterstützung sein – auch aufgrund ihrer reflektorischen Wirkung. Eine direkte Ausleitung erfolgt durch blutiges Schröpfen über dem Schwellungsgebiet. Ähnliche Wirkung erzielt die Anwendung von Blutegeln, was aufgrund der Blutegel-Wirkstoffe neben der lokal ausleitenden eine deutlich systemische Wirkung entfaltet.

Bei Schwellungszuständen bewährt sich auch das Baunscheidtverfahren, das die ableitende Feuchtigkeitsbewegung v. a. über das Lymphsystem stimuliert.

Ergänzende Anmerkungen (v. a. für die Trauma- und Physiotherapie):

Schwellungszustände, v. a. solche, die nach Traumata oder Überlastung auftreten, werden häufig pauschal als Entzündungsreaktion interpretiert und dann genauso pauschal mit kalten Anwendungen (kalte Wickel, Eis, Kältespray usw.) behandelt – ohne zu differenzieren, ob es sich um eine akute (‹heiße›) oder chronische (‹kalte›) Entzündung handelt bzw. in welchem Stadium sich der Prozess befindet. Dabei ist die Reaktionsweise stark konstitutionell geprägt: Wärmeorientierte Menschen (sanguinogene und chologene Konstitutionen) entwickeln eher hitzige Schwellungen, während wärmedefizitäre Menschen (lymphatische [phlegmatogene] und melanchologene Konstitutionen) zu kalten Schwellungen neigen.

Aus dem Blickwinkel der Humoralmedizin sind daher kühlende Maßnahmen nur dann sinnvoll, wenn es sich um warme bzw. heiße Schwellungen handelt. Kalte Schwellungen hingegen lassen reduzierten venösen und/oder lymphatischen Klärstrom erkennen, der durch Kaltanwendungen in seiner Dynamik weiter eingeschränkt wird, was zur Verstärkung der Schwellung und der Schmerzen sowie weiteren daraus resultierenden Symptomen führt. In solchen Fällen sind sanft wärmende, den Säftefluss anregende Anwendungen notwendig (manuelle Lymphdrainage, warme Wickel, heiße Rolle usw.).

6.2.5 Einziehung von Hautarealen

Sicht- oder tastbare Einziehungen, die man v. a. auf dem Rücken beobachten kann, sind in ihrer humoralen Bedeutung quasi das Gegenteil zu Schwellungen und damit Hinweis auf ein Defizit an Feuchtigkeit (= Trockenheit) im betroffenen Areal. Auch in dieser Situation ist zu differenzieren, ob es sich um kalte (melancholisch) oder warme Trockenheit (cholerisch) handelt. Sehr häufig sind auch hier schwarz- oder gelbgallige Schärfen im Spiel, deren Ab- bzw. Ausleitung mit den entsprechenden Methoden stimuliert werden kann.

Zu beachten ist, welche Reflexzonen eingezogen sind, denn das liefert Hinweise auf Defizite der Regenerationsfähigkeit der Gewebe bzw. der Energiereserven in dem Organsystem, das durch die Reflexzone repräsentiert wird.

Bei Haut-Einziehung ist das trockene Schröpfen bzw. Schröpfmassage das Mittel der Wahl. Auf die zu behandelnde Fläche sollte reichlich Olivenöl oder ein Massageöl aufgetragen werden, denn qualitativ hochwertige Öle fördern das Feuchtigkeitsprinzip (auch in der Ernährung!). Dabei bewährt sich besonders das Hautöl der Firma Nestmann, weil dies durch die enthaltenen Auszüge von Königskerzenblüten (Verbasci thaps. flos), Ringelblumenblüten (Calendulae flos) und weiße Taubnesselblüten die Dynamik der Lymphbewegung fördert und zudem mit Johanniskraut (Hyperici herba) eine stabilisierende Wirkung auf die neurovegetativen Regulationsprozesse im Reflexbogen hat.

Auch das Baunscheidtverfahren kann angewendet werden, weil es die Bewegung der Feuchtigkeit in das betroffene Gebiet fördert und die Ableitung von Schärfen stimuliert.

Ausleitende Verfahren (blutiges Schröpfen, Blutegel, Cantharidenblase…) sind auf eingezogenen Hautarealen nicht sinnvoll, weil sie sowohl Feuchtigkeit als auch physiologische Wärme reduzieren.

6.2.6 Gewebeatrophie

Substanzieller Abbau von Gewebe (Hypoplasie/Hypotrophie → Atrophie) ist die Folge eines Mangels an physiologischer Feuchtigkeit. Die humorale Bedeutung ist ein pathologische Steigerung von allem, was unter ‹Einziehung› beschrieben ist. Das gilt auch für die dort beschriebene therapeutische Vorgehensweise.

6.2.7 Veränderte Schweißbildung

In manchen Fällen sieht man auf dem Rücken eines Patienten lokal begrenzte Areale, die aufgrund gesteigerter Schweißbildung feucht sind, evtl. sind auch kleine Schweißperlen zu sehen. Es handelt sich um eine lokale Ersatzausscheidung von Feuchtigkeit, die mit Schärfen verunreinigt ist. Die Lokalisierung gibt als Reflexzone Auskunft über betroffene Organsystem(e).

Diese, vom Organismus bereits spontan in Gang gesetzte kompensatorische Ausscheidung kann mit Ab- und Ausleitungsverfahren unterstützen werden. Welche Methode hierzu am besten geeignet ist, muss anhand weiterer Befunde entschieden werden.

6.2.8 Gerötete Haut

Verstärkte Rötung der Haut ist Hinweis auf vermehrte Blutmenge im Kapillarsystem des betroffenen Hautareals. Manchmal kann dabei sogar unterschieden werden, ob es sich um eine kongestive (aktive) Hyperämie oder um eine plethorische (passive) Stagnation im venösen Schenkel des Gefäßsystems handelt: Kongestive Zustände erzeugen helle Rötungen, während plethorische Zustände zu blauroten Veränderungen führen. Kongestive Rötungen entstehen stets durch gesteigertes Wärmeprinzip, wobei dies übermäßige physiologische Wärme, aber auch Folge cholerischer Schärfen sein kann. Plethorische Zustände können durch Wärmedefizit entstehen, wodurch der venöse Gefäßtonus nicht adäquat stimuliert wird, oder aber durch Schärfen, die stets Gefäßhypotonie der Venen bedingen – unabhängig davon, ob sie cholerische oder melancholische Qualität haben.

Die Lokalisation von Hautrötungen gibt als Reflexzone Hinweis auf das oder die konsensuell verbundenen Organsystem(e).

Hautrötungen sollten bei der Anwendung von Ab- und Ausleitungsverfahren als Hinweis interpretiert werden, ausleitende und somit entstauende Methoden mit Schwerpunktwirkung auf das Blutsystem anzuwenden: Blutiges Schröpfen oder Blutegel.

6.2.9 Blässe der Haut

Hautzonen, die blasser als die Umgebung sind, weisen auf reduzierte Durchblutungsverhältnisse hin, die entweder Folge verminderter physiologischer Wärme oder aber melancholischer Schärfen sind.

Auch hierbei gibt die Lokalisation der Blässe als Reflexzone Hinweis auf das oder die konsensuell verbundenen Organsystem(e).

Es sind wärmestimulierende Verfahren anzuwenden: Trockenes Schröpfen, Schröpfmassage, evtl. Baunscheidtverfahren.

6.2.10 Gänsehaut

Flächige oder in kleineren Hautarealen auftretende Gänsehaut ist häufige Folge einer zarten Berührung oder auch eines psychischen Reizes. In diesen Fällen ist sie eine physiologische Reaktion die als angenehm oder unangenehm wahrgenommen werden kann. Personen mit neurogener Konstitution neigen verstärkt zu Gänsehautbildung, u. U. kann es auch Merkmal einer spasmophilen Diathese sein.

Diagnostisch interessant ist die Entstehung von Gänsehaut, wenn sie auf sehr leichte Reize (oder auch spontan) in Hautarealen, besonders auf dem Rücken in Reflexzonen entsteht. In solchen Fällen ist das Phänomen Hinweis auf gesteigerte Irritabilität, also auf allgemein übersteigerte Antwort auf Reize (Hyperreagibilität). Dies kann alle Elemente des Reflexbogens betreffen, die mit der auffälligen Reflexzone verknüpft sind. Ausgeprägte Gänsehautbildung ist also ein Hinweis, dass Reize, die bei ‹normaler› Irritabilität noch innerhalb der Anpassungsbreite lägen (also keine pathogene Bedeutung haben), bereits pathophysiologische Reaktionen im Reflexbogen auslösen können. Es ist zwar nicht abzuleiten, ob und in welcher Weise sich die erhöhte Reaktionsbereitschaft symptomatisch manifestiert. Therapieansätze, die zur Stabilisierung bzw. Dämpfung der neurovegetativen Situation beitragen, sind aber auf jeden Fall sinnvoll. Dabei steht die Gabe von potenzierten und/oder pflanzlichen Mitteln im Vordergrund, was aber v. a. mit dem Baunscheidtverfahren sinnvoll unterstützt werden kann.

6.2.11 Dermographismus

Dieser Begriff bezeichnet eine Reaktion, bei der es nach einer mechanischen Reizung der Haut zur Quaddelbildung präzise im gereizten Bereich kommt. Beispielsweise führt Kratzen mit einem Fingernagel oder einem stumpfen Gegenstand nach einigen Minuten zu einem geröteten, wulstförmig geschwollenen Streifen, der nach ca. 10–20 Minuten wieder verschwindet. Therapeuten, die mit Meridianmassage (APM) arbeiten, beobachten diesen Effekt häufig. Je schwächer der auslösende Reiz ist, umso ausgeprägter ist die Bereitschaft zu Dermographismus. Pathophysiologisch handelt es sich um eine reflektorisch ausgelöste neurovegetative Störung der Gefäßmotorik: Es entstehen plethorische Stauungen mit vergrößerter Permeabilität der Gefäßwände, wodurch es zum gesteigerten Austritt von Serum ins Interstitium kommt, was das Ödem auslöst. Evtl. ist auch eine gesteigerte Freisetzung von Histamin vorhanden, bzw. es besteht eine Überempfindlichkeit auf Histamin.

Dermographismus ist daher ein typisches Phänomen (und Erkennungsmerkmal) bei Personen mit allergischer bzw. exsudativer Diathese – beides fast immer Manifestationen einer Skrofulose, was eine entsprechende Konstitutionstherapie notwendig macht.

Im Zusammenhang mit der Anwendung von Ab- und Ausleitungsverfahren ist Dermographismus ein Hinweis, nur mit sanfter Reizqualität zu arbeiten, da mit überschießenden Reaktionen auf die Therapie zu rechnen ist.

Wichtig: Die hier beschriebenen Befunde müssen stets miteinander und mit den Ergebnissen anderer Diagnoseverfahren und der individuellen Symptomatik verknüpft werden!

Ein einzelner Befund kann niemals Basis einer Therapie mit Ab- und Ausleitungsverfahren sein.

7. METHODIK

7.1 Trockenes Schröpfen

7.1.1 Humorale und energetische Wirkungsweise

Wichtige pathophysiologische Lehrsätze:

Die physiologische Wärme des Blutes ist der wichtigste Herz- und Gefäß-tonisierende Faktor.

Pathologische Wärme (= gelbgallige Schärfen) ist Auslöser für hyperkinetische Herz- und arterielle Gefäßdynamik.

Alle Schröpfverfahren haben eine gezielte Wirkung auf das Blutsystem, allerdings mit unterschiedlichem Einfluss auf dessen dynamische und stofflichen Aspekte.

Das trockene Schröpfen hat wärmestimulierende Wirkung und fördert so die funktionelle Dynamik, sowohl des Kapillarsystems als auch der arteriellen und venösen Gefäße. Damit schafft das trockene Schröpfen durch Aktivierung des venösen Klärstrom eine wesentliche Voraussetzungen zur Klärung der interstitiellen Transitstrecke, was sekundär auch zu optimiertem Nährstrom der Gewebeversorgung führt. Wie bei vielen Ab- und Ausleitungsverfahren bestehen diese Wirkungen primär in dem Hautareal, auf dem das Schröpfverfahren angewendet wird. Über die Reflexverbindungen wird aber die wärmesteigernde, tonisierende Wirkung auf die reflektorisch gekoppelten Gewebe und Organbereiche übertragen, wodurch dort synergistische Wirkungen ausgelöst werden.

Da beim trockenen Schröpfen keine Eröffnung der Haut erfolgt, zählt es zu den *Ab*leitungsverfahren. Diese aktivieren u. a. die Bewegung der Säfte und Körperflüssigkeiten in den physiologischen Fließsystemen des Organismus.

Da aber nicht nur eine Hyperämie erzeugt wird, sondern auch Extravasate (Austritt von Blutbestandteilen in das Interstitium im Behandlungsgebiet) entstehen, ergibt sich doppelter Nutzen: Neben der Hyperämie wird durch die Extravasate eine zusätzliche Reizung aller Funktionselemente der Grundsystems verursacht, die über einige Tage (der Resorptionsprozess dauert einige Zeit) hinweg die interstitiellen Funktionen mit körpereigenen Reizen ebenfalls stimuliert. Über die vegetativen Regulationssysteme kann die Homöostase wieder hergestellt werden. Dieser Wirkungsmechanismus hat durchaus Parallelen zu dem der injizierten Eigenbluttherapie.

7.1.2 Humorale Indikationen

Trockenes Schröpfen ist indiziert bei Zuständen, die auf Defizit von Wärme und Feuchtigkeit basieren.

- *Inspektorisch* sind diese Zustände erkennbar durch Hautareale, die blasser sind als die Umgebung, evtl. sind auch Einziehungen der Haut sichtbar.
- *Palpatorisch* erkennt man diese Zustände an Tonusmangel der Haut und Muskulatur in den betroffenen Arealen, evtl. auch am Kältegefühl, das vom Patienten subjektiv empfunden, aber auch vom Therapeuten gefühlt werden kann.
- *Symptomatisch:* Diverse Organinsuffizienzen, muskuläre Schwächezustände bis zur schlaffen Lähmung, neurasthenische Zustände, Taubheitsgefühl.

Wirkungsweise des trockenen Schröpfens in Kurzform:	
Säftebezug:	Sanguis
Organbezug:	Blutgefäßsystem, inkl. Herz
Wirkungsweise:	Erwärmend, tonisierend, aktivierend, stabilisierend auf die Regulationssysteme

7.1.3 Schmerzcharakteristik für trockenes Schröpfen

- Subakut, dumpf, drückend, ziehend, Taubheits-, Kälte-, Schwächegefühl
- *Modalitäten:* Schmerzen werden durch energiesteigernde und -zuführende Maßnahmen besser: Bewegung, Druck, Massage, Fango, Wärmflasche, Wärmelampe
- Verschlechterung durch Einfluss von Kälte

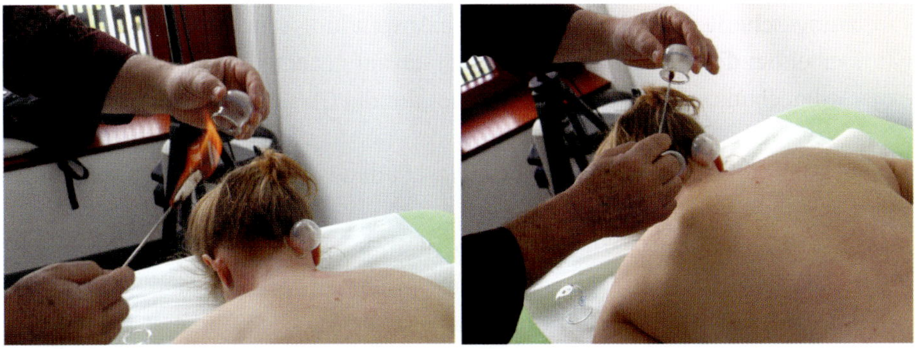

Handhabung des Schröpfens mit Flamme

7.1.4 Anwendungstechniken

Es stehen heute mehrere Verfahren für das trockene Schröpfen zur Verfügung:

- Die ‹klassische› Methode ist die Arbeit mit Schröpfköpfen aus Glas in verschiedenen Größen. Das Vakuum wird dabei mit einer großen Flamme erzeugt, die kurz in das Schröpfglas gehalten wird, das anschließend sofort auf das vorgesehene Hautareal gesetzt wird. Die Anwendungstechnik wird weiter unten ausführlich beschrieben.
- Die einfachste Methode ist die Verwendung von Schröpfgläsern mit Gummiball, die es ebenfalls in verschiedenen Größen gibt. Leider lässt sich mit dem Gummiball nur ein unzureichendes Vakuum erzeugen, weshalb diese Methode nur für sehr empfindliche Patienten zu empfehlen ist.
- System mit Pumpmechanismus. Hierbei haben die Schröpfgläser ein Ventil, über das entweder eine Hand- oder elektrisch betriebene Pumpe

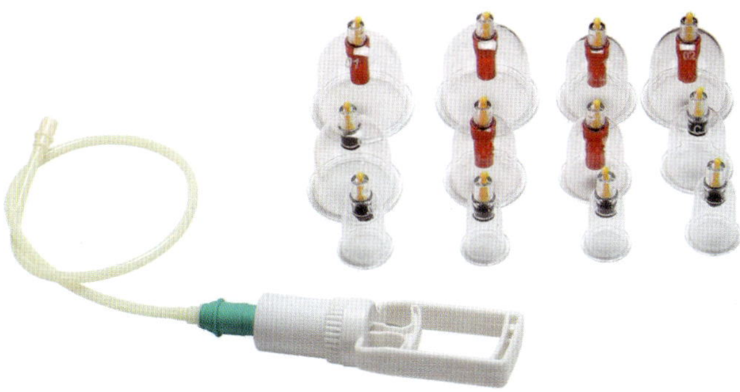

Handelsübliches Set mit Pumpe und Schröpfköpfen unterschiedlicher Größe

angeschlossen wird. Dies macht die Anwendung sehr komfortabel, es muss aber bei der Anschaffung unbedingt darauf geachtet werden, dass die Ventilmechanismen hitzebeständig sind, um die Gläser sterilisieren zu können.

Es gibt auch elektrisch betriebene Systeme, bei denen in mehreren Schröpfgläsern alternierende Vakuen erzeugt werden.

Um sowohl die tonisierende Wirkung zu fördern als auch die Dichtigkeit zwischen Glas und Haut zu verbessern, sollte vor der Anwendung eine Schröpfsalbe auf die vorgesehene Hautzone aufgetragen werden. Hierzu eignet sich gut die Salbe Neprosport Grün der Firma Nestmann.

7.1.5 Detaillierte Anleitung zum Setzen von Schröpfgläsern mit Flamme

Schröpfgläser mit Gummiball erzeugen einen unzureichenden Unterdruck, die Anwendung mit Pumpe ist umständlich und beide Methoden sind problematisch bzgl. der Hygiene. Daher ist die uralte Technik, ganz einfache, sterilisierbare Gläser (es können sogar Joghurtgläser mit glattem Rand, ohne scharfe Kanten, verwendet werden) mit Hilfe einer Flamme anzusetzen, nach wie vor die optimale Methode, die von jedem Therapeuten beherrscht werden sollte. Daher hier eine Schritt-für-Schritt-Anleitung. Unter dem in der Einleitung angegebenen Internet-Link können Sie auch ein kleines Video anschauen, in dem die Anwendung demonstriert wird.

Physikalische Grundlage für die Erzeugung des Unterdrucks ist die Tatsache, dass sich heiße Luft ausdehnt und bei Abkühlung wieder zusammen zieht – das gleiche Prinzip wie beim ‹Einwecken› von Obst oder Gemüse.

Materialbedarf:

- Watteträger
- Watte
- Brennspiritus in verschließbarem Gefäß mit großer Öffnung
- Feuerzeug oder eine Teelicht-Kerze
- Schröpfsalbe oder Massageöl
- Schröpfgläser in benötigter Größe und Menge. ‹Bauchige› Gläser sind aufgrund des größeren Luftvolumens besser geeignet als ‹Schlanke›.

Zum Trainieren sollten zunächst größere Gläser mit einem Durchmesser grösser als 3,5 cm verwendet werden, weil eine große Öffnung die Handhabung mit dem brennenden Watteträger erleichtert. Kleine Gläser sollten Sie erst verwenden, wenn Sie die notwendige Routine bei der Anwendung haben.

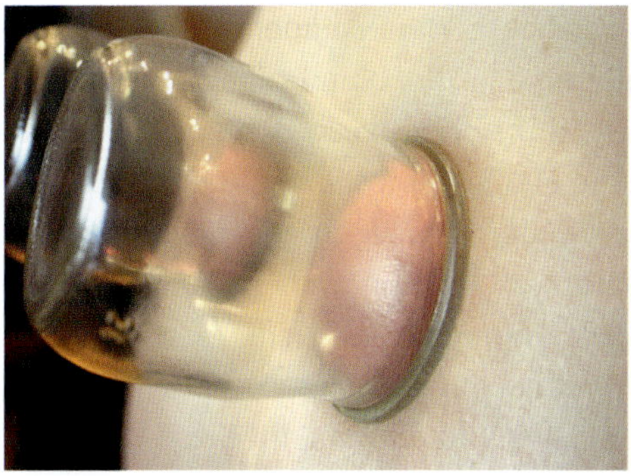
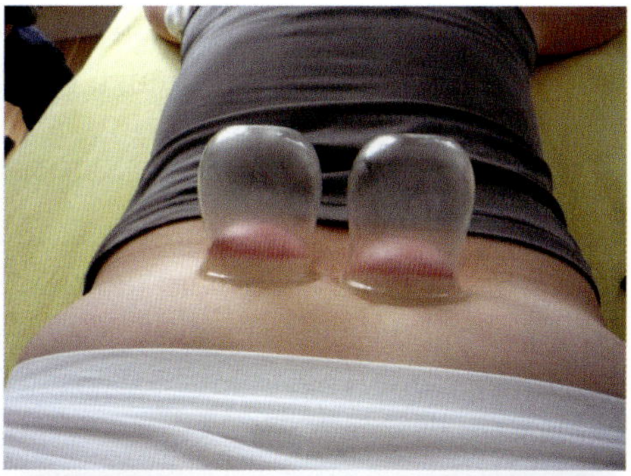
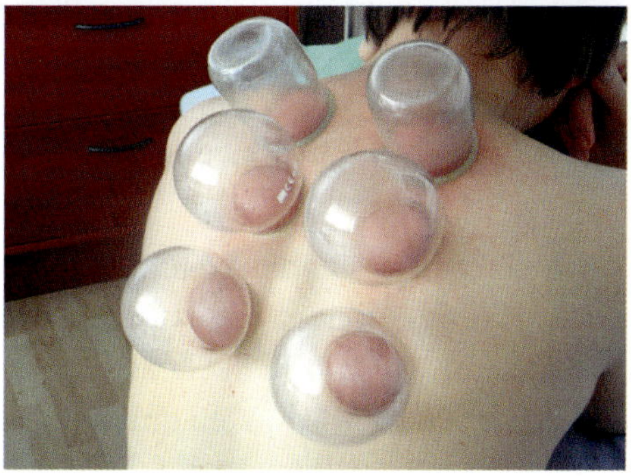

Typische Situationen beim trockenen Schröpfen

Vorbereitung:

Der Watteträger sollte eine Länge von ca. 20 cm haben. Dafür kann man sehr gut einen Schaschlickspieß aus Edelstahl benutzen, in den man an der spitzen Seite über ca. 3 cm kleine Kerben hinein feilt, an denen die Watte sich stabil verhakt. Hier drauf wickelt man ein spindelförmiges Polster aus handelsüblicher Watte, das etwa eine Länge von 3 cm und eine Dicke von 1,5 cm haben sollte. Die Wattespindel hält und formt man in der Handfläche einer Hand und dreht den Watteträger mit der anderen Hand, bis die Wattespindel stark verdichtet und stabil befestigt ist.

Die Wattespindel taucht man in das Gefäß mit Brennspiritus und drückt sie beim Herausziehen gut aus, damit nach dem Anzünden kein Brennspiritus am Glasrand brennen oder brennend auf den Patienten tropfen kann.

Ansetzen der Schröpfgläser:

Der Patient liegt oder sitzt bequem, so dass die Schröpfgläser frei im vorgesehenen Anwendungsgebiet gesetzt werden können. Dann wird das zu behandelnde Hautareal großzügig mit einer Schröpfsalbe (z. B. Neprosport grün) eingerieben. Diese Salbe fördert einerseits die gewünschte lokale Hyperämie, dichtet aber auch den Rand des Schöpfglases auf der Haut ab. Damit bleibt das Vakuum stabiler.

Anschließend wird die Brennspiritus-getränkte Wattespindel mit dem Feuerzeug oder an der Kerze entzündet. Das gibt eine große, blau brennende Flamme. Den Watteträger kurz in die Höhe halten, um sich zu vergewissern, dass kein Brennsprint am Watteträger runterläuft. Die Flamme wird von unten schnell und kurz in das Schröpfglas geführt und sofort wieder herausgezogen, bevor das Glas heiß werden kann. Dann wird das Glas sofort auf die vorgesehene Hautstelle gesetzt, worauf das entstehende Vakuum die Haut in das Glas zieht.

Wichtig: Je schneller das Glas von der Flamme auf die Haut gesetzt wird, umso stärker wird das Vakuum. Mit ein bisschen Übung kann man auf diese Weise die Stärke des Unterdrucks anpassen. Ebenfalls kann das Vakuum durch die Kombination der Schröpfkopfgrösse und der Grösse der Wattespindel, bzw. der dadurch grösseren oder kleineren Flamme, gesteuert werden. Sollte das Vakuum zu stark sein, kann man durch vorsichtiges Herunterdrücken der Haut am Glasrand etwas Luft hinein lassen.

Wichtig ist auch, dass die Flamme von unten in das Glas geführt wird, denn warme Luft steigt nach oben. Würde man die Flamme von oben oder horizontal in das Glas führen, würde die heiße Luft sofort wieder entweichen und das Vakuum entsprechend schwach. Weil durch die offene Flamme das potenzielle Risiko einer Verbrennung besteht, sollten folgende Punkte beachtet werden:

Die Flamme darf nicht so lang im Glas bleiben, dass dieses heiß wird. Es darf auch kein brennender Spiritus an den Glasrand gelangen. Beim Einführen des brennenden Watteträgers sollte deshalb unbedingt darauf geachtet werden, dass der Glasrand nicht von der Wattespindel berührt wird und so brennender Spiritus abgestreift wird. Sollte man mehrere ‹Anläufe› brauchen, um ein Glas zu setzen (was nicht ungewöhnlich ist, bis man ein bisschen Übung hat), sollte man es zwischendurch abkühlen lassen (oder austauschen), zumal sich in einem warmem Glas nur schlecht ein Vakuum bildet.

Wenn der Spiritus verbrannt ist, wird die Flamme zunehmend gelb, in der Watte bilden sich Glutnester und sie verkohlt. Die Wattespindel muss also immer wieder mit Brennspiritus getränkt werden. Dabei bitte Vorsicht: Bevor die Watte in den Brennspritus getaucht wird, muss sowohl die Flamme als auch jede Glut erloschen sein, damit sich der Brennspiritus im Gefäß nicht entzündet!

Die Flamme kann man durch kräftiges Pusten löschen, die Glut durch ausdrücken. Bevor die Watte komplett schwarz geworden ist, sollte sie ausgetauscht werden.

Achtung: Es sei gewarnt vor Techniken, bei denen eine Flamme im Schröpfglas brennt (z. B. brennende Watteflocke). Das ist vollkommen unberechenbar und birgt die Gefahr von Verbrennungen der Haut.

Entfernt werden die Schröpfgläser, indem man mit einem Finger die Haut am Glasrand etwas nach unten drückt, damit Luft in das Glas strömt.

Beim blutigen Schröpfen ist die Technik des Setzens der Schröpfgläser identisch. Es kommt lediglich die Perforierung der Haut hinzu, wie in Kap. 7.3 beschrieben.

7.1.6 Verschiedene Techniken des Schröpfens

Beim trockenen Schröpfen wird die Haut unter dem Schröpfglas durch das Vakuum kräftig in das Glas hineingezogen und verfärbt sich rot. Da es während des Schröpfens zur Ruptur kleiner Blutgefäße in der Haut kommt, wechselt die Farbe von rot auf livide-blau, weil sich ein intradermales Hämatom bildet, das – je nach Anwendungstechnik und Reaktionsweise des Patienten – schwächer oder stärker ausfällt. Das Schröpfglas sollte abgenommen werden, wenn die Farbe unter dem Glas gleichmäßig blau ist. Wie lang dies dauert, hängt stark von der Reaktionsfähigkeit des Patienten ab. Menschen mit eingeschränkter Reaktionsfähigkeit zeigen gelegentlich nur sehr geringe Hautrötung, was sich aber bei wiederholter Anwendung meist verbessert.

Eine Hautblässe in der Umgebung des aufgesetzten Schröpfkopfes deutet auf mangelnde Durchblutung und Energieversorgung (Säftefluss) der entsprechenden Zone und der reflektorische gekoppelten Organsystem hin.

Bei manchen Patienten reichen zwei Minuten für eine gute Wirkung, bei anderen zeigt sich auch nach zehn Minuten kaum Rötung bzw. Blauverfärbung.

Die Dauer der Anwendung wird weiter unten differenziert.

Das Ansaugen der Haut kann mit einem leichten Schmerz verbunden sein, der rasch nachlässt. In der Regel kann das trockene Schröpfen auch bei sehr sensiblen Menschen angewendet werden.

Nach Abnehmen der Schröpfgläser sollte überschüssiges Öl oder Salbe abgewischt werden. Da die Hautoberfläche bei dem Verfahren nicht verletzt wird, ist eine weitere Versorgung des behandelten Gebietes nicht notwendig. Auch sportliche Betätigung sowie Duschen oder Baden ist direkt nach dem trockenen Schröpfen kein Problem.

«Schwaches oder leichtes» Schröpfen

Diese Methode wird eingesetzt, wenn die Säfte/Energie stagnieren oder sich in einem Mangel befinden. Es sollte daher auf entsprechende Zeichen von Schwäche/Mangel geachtet werden.

Es wird mit einen leichten Vakuum gearbeitet, das Gewebe sollte nur leicht angesaugt werden. Ist das Vakuum stärker als gewünscht, drückt man mit dem Zeigefinger leicht an den Glasrand, so dass Luft eindringen kann, und der Unterdruck auf das gewünschte Maß zurückgeht.

Diese tonisierende Methode ist besonders gut geeignet für Kinder, ältere Patienten oder geschwächte Erwachsenen. Sie verursacht nur eine leichte Hautrötung und könnte auch bis 20 Minuten ausgedehnt werden.

Diese sanfte Anwendung tonisiert, ohne die Energiereserven bei geschwächten Menschen weiter zu erschöpfen, entsprechend der Arndt-Schulz'schen-Regel: Schwache Reize fachen die Lebenstätigkeit/Lebenskraft an.

«Mittleres» Schröpfen

Das «Mittlere»-Schröpfen findet Anwendung bei Patienten mit ausreichenden Energiereserven um die mit dem behandelten Hautareal reflektorisch verbundenen Gewebe zu tonisieren. Nach einer langen Einwirkzeit (max. bis 30 Minuten!) besteht die Gefahr, den Patienten zu detonisieren, zu schwächen! Das Vakuum ist stärker, das Gewebe wird entsprechend kräftiger, deutlicher angesaugt.

Das «mittlere» Schröpfen bietet sich bei Blockaden im Säftefluss, Stagnation an, um stärker zu tonisieren, stärker zu bewegen – es muss aber genügend Energie vorhanden sein, um nicht zu schwächen!

Es gilt hier die Arndt-Schulz'sche-Regel: Mittelstarke Reize fördern die Lebenstätigkeit/Lebenskraft.

«Starkes» Schröpfen

Die starke Schröpfbehandlung wirkt stark ableitend. Evtl. als Alternative, wenn nicht blutig geschröpft werden kann oder darf. Der energetische Zustand der Patienten muss allerdings sehr genau geprüft werden. Wenn Puls, Zunge und Inspektion auf einen Füllezustand hinweisen, kann es in Erwägung gezogen werden.

Indikation: Energieüberschuss, der zur Stagnation, zu Blockaden im Säfte- bzw. Energiefluss führt. Es wird ein so starkes Vakuum erzeugt, dass sich das Gewebe sehr schnell rötet und violett verfärbt.

Empfehlenswert ist, die Behandlung mit schwächerem Schröpfen zu beginnen und langsam zu steigern. Bei der ersten Behandlung mit starkem Schröpfen können sich unvermeidlich Hämatome bilden. Die Dauer der Anwendung sollte 10 Minuten beim ersten Mal nicht überschreiten. Die Hämatome werden mit der Zeit schwächer und bauen sich auch schneller ab. Beim starken Schröpfen können leicht Kapillargefässe verletzt werden, was zu den länger anhaltenden Hämatomen führen kann. Evtl. bilden sich sogar Lymphquaddeln im Schröpfgebiet, was nicht erwünscht ist.

Es ist daher empfehlenswert, während der Behandlungsdauer den Schröpfprozess genau zu verfolgen, um ggf. die Schröpfgläser früher als vorgesehen zu entfernen. Diese Methode eignet sich, um die Energie und die Säfte so stark zu bewegen, dass innere und äußere pathogene Einflüsse aufgelöst werden.

Das «starke» Schröpfen sollte nicht im Gesicht, während der Schwangerschaft, Kindern, etc. angewendet werden. Hiebei gültige Arndt-Schulz'sche-Regel: Starke Reize hemmen die Lebenstätigkeit/Lebenskraft, stärkste Reize heben sie auf!

«Blitzschröpfen», «schnelles» Schröpfen

Hierbei werden die Schröpfgläser aufgesetzt und schnell wieder abgenommen. Die Verweildauer der Schröpfgläser auf der Haut liegt hier in der Regel unter einer Minute. Diese Form des Schröpfens hilft bei Menschen mit geringen Energiereserven und älteren und gebrechlichen Patienten. Dabei wird die Bildung von Energie und deren Bewegung stimuliert. Durch die Kürze der Behandlung wird gewährleistet, dass Säfte und Energie gerade ausreichend stimuliert werden ohne zu erschöpfen. Analog dem «schwachen/leichten» Schröpfen gilt die Arndt-Schulz'sche Regel: Schwache Reize fachen die Lebenstätigkeit/Lebenskraft an.

Die Schröpfgläser werden in rascher Reihenfolge aufgesetzt. Wenn das letzte Glas aufgesetzt ist, wird das erste bereits wieder abgenommen. Danach werden die Schröpfköpfe auf anderen Stellen erneut aufgesetzt. Dieses Verfahren kann über einen Zeitraum von 5 bis 15 Minuten wiederholt werden. Die Technik eignet sich ebenfalls gut bei geschwächten oder auch gebrechlichen Menschen sowie bei Kindern.

7.1.7 Folgeerscheinungen

Aufgrund der Hämatome in der Haut sind nach dem Schröpfen über mehrere Tage kreisrunde, schmerzfreie Male sichtbar, die sich langsam von blau über braun und gelb verändern, um dann folgenlos zu verschwinden. In den meisten Fällen dauert dieser Prozess etwa eine Woche.

Auf diese Folgeerscheinungen muss der Patient vor dem trockenen Schröpfen unbedingt hingewiesen werden, insbesondere dann, wenn die Schröpfgläser auf kosmetisch ‹problematischen› Hautzonen gesetzt werden sollen.

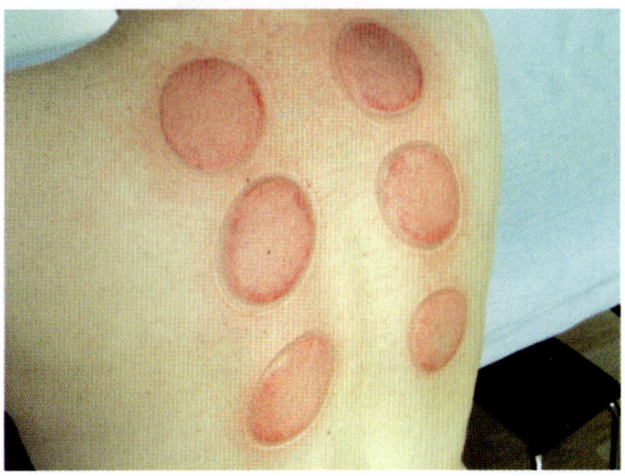

Typisches Bild nach dem Abnehmen der Schröpfgläser

7.1.8 Indikationen

- Trockenes Schröpfen bewährt sich bei vielen Schmerzzuständen im Bewegungsapparat. Dabei können Gelenke und deren periartikulären Strukturen, aber auch die Muskulatur betroffen sein. Dazu werden die Schröpfgläser möglichst präzise auf die schmerzhaften Gebiete gesetzt. Diese Vorgehensweise wird etwas flapsig auch als «Dawos-Methode» bezeichnet: Da-wo's-wehtut …
- Schmerzzustände der Wirbelsäule und der Ileosacralgelenke (ISG) sowie die damit verbundenen radikulären Reizsyndrome.
- Als Reflexzonentherapeutikum kann das trockene Schröpfen zur Stimulation defizitärer Organfunktionen angewendet werden. Dazu werden die Schröpfgläser auf die entsprechenden Reflexzonen gesetzt.
- Zur allgemeinen Tonisierung bei Kreislaufschwäche und psychischer Erschöpfung

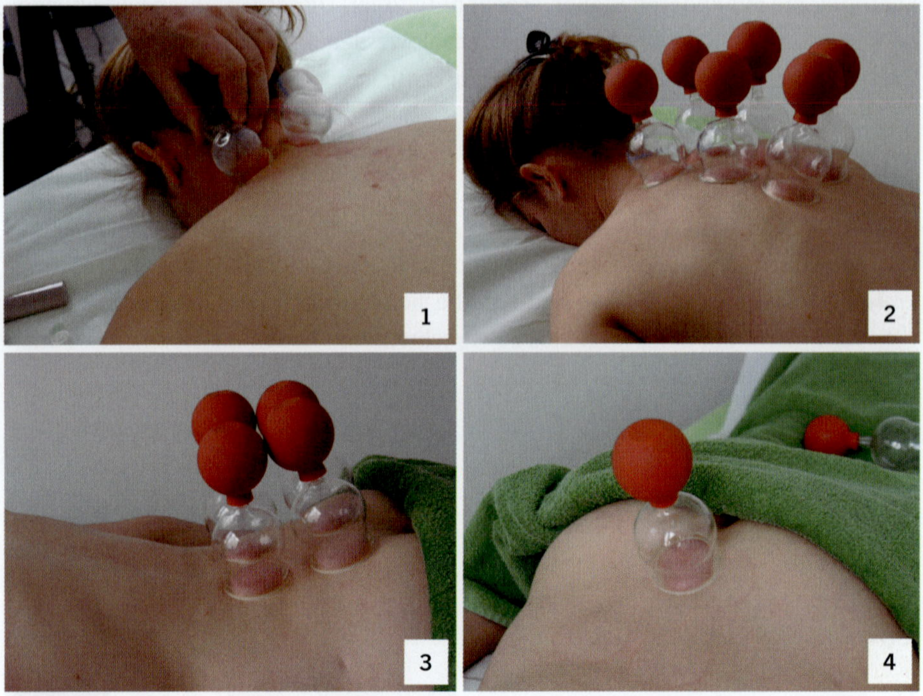

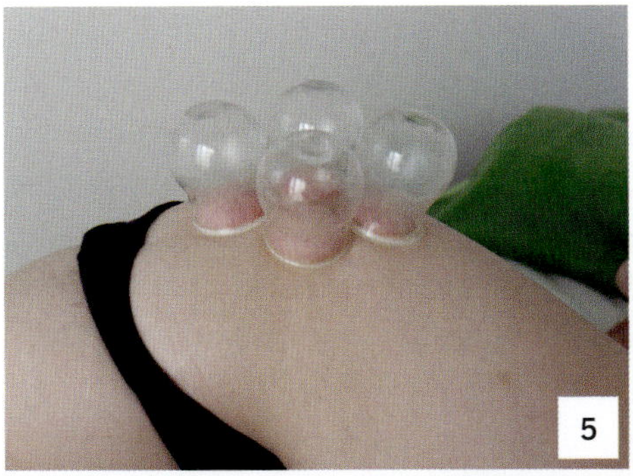

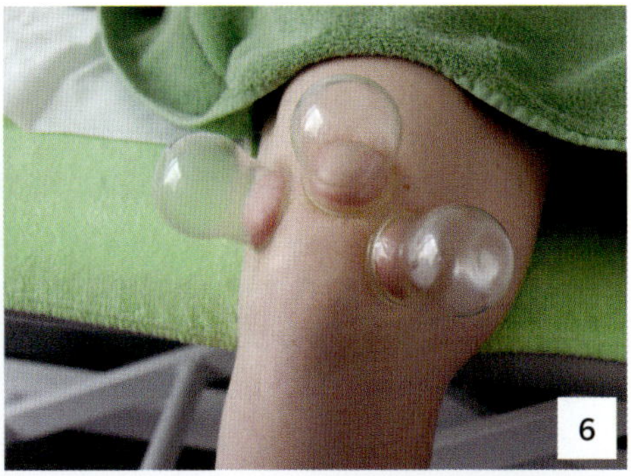

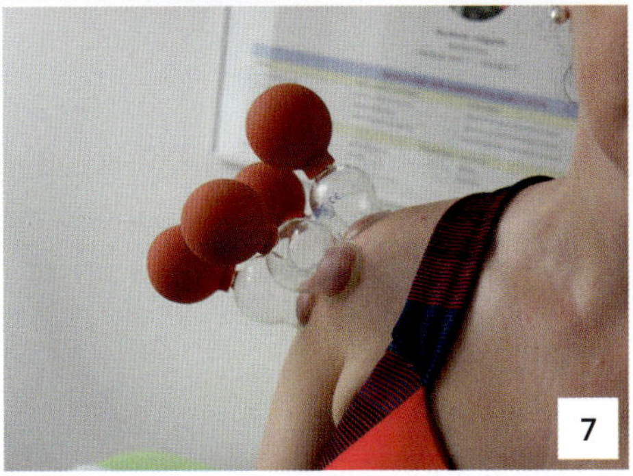

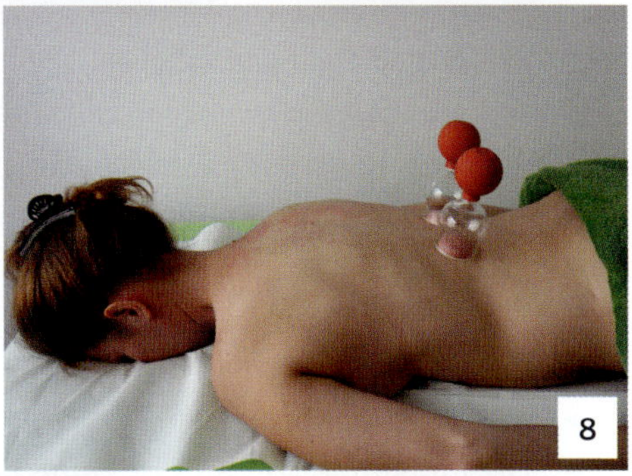

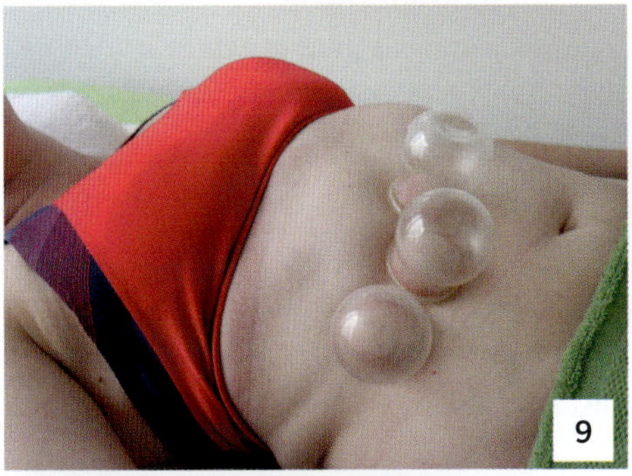

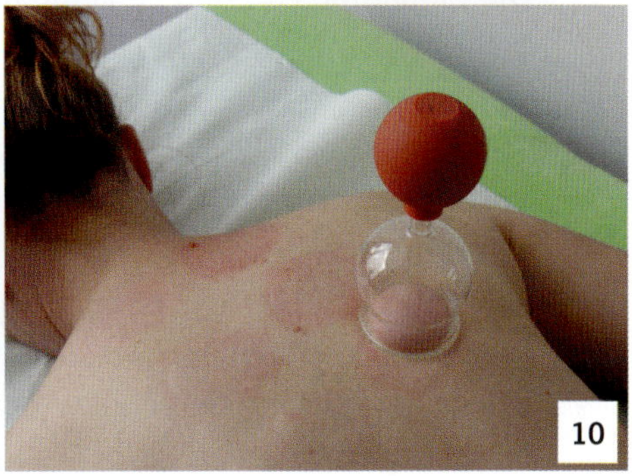

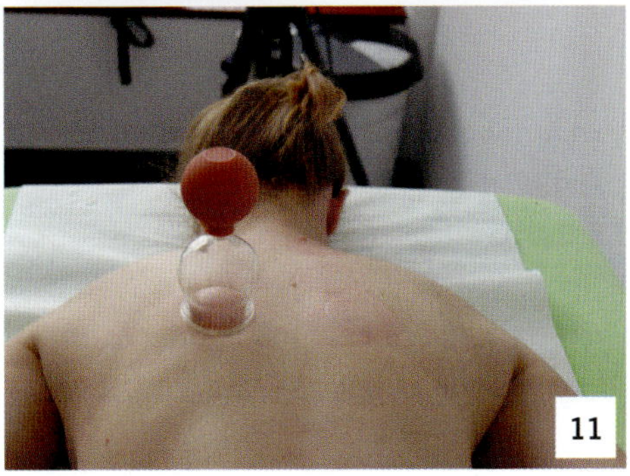

Trockenes Schröpfen:

1: HWS paravertrebral
2: BWS paravertrebral
3: LWS paravertrebral
4: über dem Kreuzbein
5: bei Schmerzen und Erkrankungen des Hüftgelenks
6: bei Schmerzen und Erkrankungen des Kniegelenks
7: bei Schmerzen und Erkrankungen des Schultergelenks und Rotatoren
8: in der Reflexzone der Nieren
9: über dem Leberrand
10: in der Reflexzone des Leber-Galle-Systems
11: in der Reflexzone des Magens

Wichtig: Bei der Anwendung sämtlicher Ab- und Ausleitungsverfahren ist die Beachtung der humoralen Kriterien, die oben beschrieben sind, viel wichtiger als der organpathologische Name der Krankheit oder des Syndroms! Auch wenn die Zustände zweier Patienten gleich benannt werden: Die humorale Pathophysiologie ist stets individuell. Daher kann es zu unerfreulichen Reaktionen kommen, wenn das Wirkprinzip des angewendeten Verfahrens nicht adäquat zu der individuellen humoralen Situation des Patienten ist. Die Bilder oben zeigen typische Behandlungsbeispiele des trockenen Schröpfens.

7.1.9 Risiken und Kontraindikationen

Bei Beachtung der humoralen Wirkungsweise ist das trockene Schröpfen eine ausgesprochen risikoarme Methode, bei der nur wenige Kontraindikationen zu beachten sind.

Absolute Kontraindikationen:

- Antikoagulationstherapie (z. B. Xarelto, Marcumar)
- Die Einnahme von ASS ist keine Kontraindikation. Die beim trockenen Schröpfen entstehenden Hämatome sind dann lediglich etwas stärker ausgeprägt.
- Stark pathologische Blutgerinnungsstörungen
- Bekannte Unverträglichkeit gegen einen Inhaltsstoff der verwendeten Schröpfsalbe oder Öl
- Schröpfen auf frischen Verletzungen und über Frakturen
- Psychotische Zustände. Diese können bei entsprechender Veranlagung bzw. Vorgeschichte durch alle Ab- und Ausleitungsverfahren ausgelöst bzw. verstärkt werden.

Relative Kontraindikationen:

- Arterielle Hypertonie. Diese kann durch die tonisierende Wirkung des trockenen Schröpfens verstärkt werden.
- Hochakute Schmerzzustände mit Hitze-Charakter
- Schröpfen auf Dermatosen
- Psycho-vegetative Labilität. In seltenen Fällen, bei entsprechender Labilität kann trockenes Schröpfen Kreislaufsynkopen, Angstzustände, Unwohlsein oder auch Übelkeit auslösen.
- Krankheitszustände, die onkologischer Abklärung/Behandlung bedürfen
- Vorsicht bei Schwangeren bis zum 4. Monat

7.1.10 Unerwünschte Reaktionen inkl. Gegenmaßnahmen

Wie bereits erwähnt, sind unerwünschte Reaktionen beim trockenen Schröpfen ausgesprochen selten. Sobald bei der Anwendung irgendwelche ungewöhnlichen Reaktionen auftreten, sind die Schröpfgläser sofort zu entfernen. Bei Kreislaufproblemen sollte der Patient auf eine Behandlungsliege gelegt und kreislaufstabilisierende Tropfen (z. B. Korodin Tr.) gegeben werden, bis der Kreislauf wieder stabil ist.

Achtung: Eine Verschlechterung bestehender Symptome für 1–2 Tage ist eine *gewünschte* Reaktion, die erkennen lässt, dass die Behandlung ‹greift›.

7.1.11 Hygienemaßnahmen

Da beim trockenen Schröpfen die Haut nicht verletzt wird, muss die zu behandelnde Hautfläche nicht desinfiziert werden, auch müssen die Schröpfgläser sauber, desinfiziert, aber nicht unbedingt steril sein.

Wenn die Schröpfgläser aber mit Körperflüssigkeiten wie Blut oder Lymphe in Kontakt kamen, sind sie vor der Wiederverwendung vorschriftsmäßig zu sterilisieren.

7.2 Schröpfmassage

Die Schröpfmassage ist eine Variante des trockenen Schröpfens, bei der ein Schröpfglas nicht nur lokal aufgesetzt, sondern auf der Haut hin- und her bewegt wird, meist über dem Rückenstrecker lateral der Dornfortsatzreihe der Wirbelsäule. Dies kann, je nach Situation, ein- oder beidseitig erfolgen.

Die humorale und energetische Wirkungsweise ist identisch mit der des trockenen Schröpfens, die tonisierende Wirkung ist aber nicht nur lokal, sondern generalisiert auf den Gesamtorganismus.

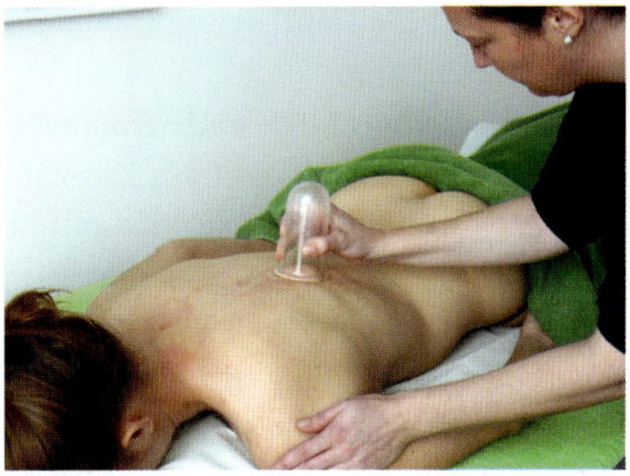

Paravertebrale Schröpfmassage

7.2.1 Humorale Indikationen

Die Schröpfmassage ist ein bewährtes Verfahren bei Zuständen, die auf Defizit von Wärme und Feuchtigkeit basieren, und kann angewendet werden, wenn ein solcher Zustand im Zusammenhang mit der aktuellen Krankheitssituation auftritt, aber auch im Rahmen einer Konstitutionstherapie. Sie ist indiziert bei trockenen Energiemangelzuständen sowie bei Wärme- und Tonusmangel des gesamten Menschen in allen Bereichen. Darin wird die Optimierung des Sanguisprinzips erkennbar.

- *Inspektorische und palpatorische* Befunde für Schröpfmassagen sind identisch mit denen, die beim trockenen Schröpfen beschrieben sind.
- *Symptomorientiert:* Stabilisierung der regulativen Funktionen des Herz-Kreislaufsystems und der Psyche, neurasthenische und depressive Zustände, muskuläre Schwächezustände, Taubheits- und Kältegefühl.

Wirkungsweise der Schröpfmassage in Kurzform

Säftebezug:	Sanguis
Organbezug:	Muskulatur, Blutgefäßsystem, inkl. Herz
Wirkungsweise:	Erwärmend, tonisierend, aktivierend, stabilisierend auf die Regulationssysteme

Schmerzcharakteristik für Schröpfmassagen: Wie beim trockenen Schröpfen.

7.2.2 Anwendungstechnik

Verwendet wird ein Spezialglas für Schröpfmassagen mit großem Volumen und einem breiten Rand. Als Vorbereitung sollte das Behandlungsgebiet reichlich mit einem guten Öl (z. B. ‹Hautöl› der Firma Nestmann) eingerieben werden, damit das Glas gut über die Haut gleitet. Die pflanzlichen Inhaltsstoffe des Öls unterstützen dabei die Wirkung.

Das Glas wird mittels einer Flamme aufgesetzt, wie beim trockenen Schröpfen beschrieben, und mit sanftem Zug langsam über den Rückenstrecker bewegt. Oder es wird dafür ein Schröpfkopf mit Gummiball verwendet. Dabei ‹wandert› die durch das Vakuum in das Glas gezogene Haut aufgewölbt unter dem Massageglas. Wenn sich das Glas dabei von der Haut lösen sollte, setzt man es halt wieder neu an... Häufig ist zu beobachten, dass das Glas sich in manchen Arealen leichter und in anderen schwerer bewegen lässt. Manchmal hat man das Gefühl, das Glas ‹klebt› fest. Dies zeigt, dass das subkutane Bindegewebe ‹verklebt› ist, was auch auf Störungen der interstitiellen Grundfunktionen, insbesondere interstitielle Deponierung von Metaboliten in den betroffenen Reflexzonen schließen lässt. Damit kann die Schröpfmassage auch diagnostische Hinweise geben, die in vielen Fällen durch mehrfaches Bewegen des Glases über die verklebte Zone auch behoben werden kann. Das hat natürlich auch wieder eine reflektorische Wirkung auf das gekoppelte Organsystem. Diagnostik und Therapie in einem Arbeitsgang. So gesehen, hat die Schröpfmassage auch Wirkungen, die mit der Bindegewebsmassage vergleichbar ist.

Manchmal lösen sich Bindegewebe-Verklebungen in einer Anwendung, häufig sind aber auch 3–4 Behandlungen im Wochenabstand notwendig.

Das Massageglas kann über dem Kreuzbein auf die andere Seite der Wirbelsäule und dann nach oben gezogen werden. Oben liegt die Grenze der Schröpfmassage etwa beim Dornfortsatz des 7. Halswirbels (Prominens). Dort wechselt man die Zugrichtung und führt das Glas nach unten, über das Kreuzbein auf die andere Seite und dort wieder nach oben. Dabei bilden sich rasch die intrakutanen Hämatome des trockenen Schröpfens, jetzt aber in Form eines langgestreckten «U» auf dem Rücken.

Wenn über dem Prominens das Gewebe gut ‹gepolstert› ist, kann man auch dort wieder auf die andere Seite wechseln, so dass der Weg des Glases ein langgestrecktes «O» ergibt. Dabei sollte aber gleichmäßig immer wieder die Bewegungsrichtung des Glases gewechselt werden.

Sollte der Gewebetonus des Rückens einseitig reduziert, aber auf der anderen Seite erhöht sein, sollte die Schröpfmassage einseitig, nur auf der tonusarmen Seite durchgeführt werden. Schröpfmassage auf der hypertonen Seite kann das Problem verstärken und sollte daher vermieden werden.

Wie beim trockenen Schröpfen wird die Behandlung so lange durchgeführt, bis sich ein deutlich sichtbares Hämatom in der Haut gebildet hat. Als maximale Behandlungsdauer sollten aber 10 Minuten nicht überschritten werden, auch wenn sich noch kein deutliches blau-rotes «U» oder «O» zeigt. Die Reaktionsfähigkeit des Patienten wird sich bei mehrfacher Wiederholung der Schröpfmassage verbessern.

Ein guter zeitlicher Abstand zwischen Schröpfmassagen ist eine Woche. Meist ist eine Serie von fünf Behandlungen ausreichend, was aber individuell variabel wiederholt werden kann.

7.2.3 Indikationen

- Allgemeine Schwächezustände
- Hypotone Kreislaufregulationsstörungen
- Muskulär hypotone Zustände paravertebral
- Antriebslosigkeit, depressive Verstimmungen

7.2.4 Allgemeines

Risiken und Kontraindikationen: Wie beim trockenen Schröpfen.
Unerwünschte Reaktionen inkl. Gegenmaßnahmen: Wie beim trockenen Schröpfen.
Hygienemaßnahmen: Wie beim trockenen Schröpfen.

7.3 Blutiges Schröpfen

7.3.1 Humorale und energetische Wirkungsweise

Die humoral-energetische Wirkung des blutigen Schröpfens ist der Gegenpol des trockenen Schröpfens. Jedes Verfahren, bei dem durch Eröffnung der Haut ein künstlicher Ausgang für Säfte und Körperflüssigkeiten geschaffen wird, *dämpft* sowohl das Wärme- als auch das Feuchtigkeitsprinzip, speziell bei unphysiologischen Säften (gelbgalligen Schärfen). Das blutige Schröpfen wirkt somit kühlend und trocknend auf das Blutsystem und damit direkt schwächend, detonisierend, kinetikdämpfend, entstauend und schwellungsabbauend.

Da beim blutigen Schröpfen die Haut künstlich eröffnet wird, zählt das Verfahren zu den *Aus*leitungsverfahren.

Diese Effekte entstehen primär in dem Hautareal, auf dem das blutige Schröpfverfahren angewendet wird. Über die Reflexverbindungen wird aber die wärmedämpfende, detonisierende Wirkung auf die reflektorisch gekoppelten Gewebe und Organbereiche übertragen, wodurch dort synergistische Wirkungen ausgelöst werden.

7.3.2 Humorale Indikationen

Blutiges Schröpfen ist indiziert bei Zuständen, die auf pathologischem Übermaß an Wärme, insbesondere gelbgalliger Schärfen, sowie einem Übermaß an stagnierender Feuchtigkeit basieren: Hyperkinetische, hypertone (übersteigertes Wärmeprinzip) und hyperplastische Zustände. Diese Pathophysiologie kann lokal im Behandlungsgebiet, aber auch in reflektorisch gekoppelten Geweben bzw. Organen bestehen.

Das blutige Schröpfen bewährt sich auch in der Konstitutionstherapie bei vielen Manifestationen der plethorischen Konstitution.

- *Inspektorisch* sind diese Zustände erkennbar durch Hautareale, die stärker gerötet sind als die Umgebung, evtl. sind auch polsterartige Schwellungen der Haut sichtbar.
- *Palpatorisch* erkennt man diese Zustände an Hypertonie der Haut und Muskulatur in den betroffenen Arealen, evtl. auch Wärme- bzw. Hitzegefühl, das vom Patienten subjektiv empfunden, aber auch vom Therapeuten gefühlt werden kann.
- *Symptomorientiert:* Hyperkinetische Zustände verschiedener Organe und Gewebe, muskuläre Hypertonie bis zum Spasmus, Zittern sowie unten genannte Symptom-Charakteristik

Wirkungsweise des blutigen Schröpfens in Kurzform:

Säftebezug:	Sanguis
Organbezug:	Muskulatur, Blutgefäßsystem, inkl. Herz
Wirkungsweise:	Kühlend, detonisierend, deaktivierend
	Abschwellend, antiödematös, entstauend
	Kompensatorische Ausleitung cholerischer Schärfen

7.3.3 Schmerzcharakteristik für blutiges Schröpfen

- Heftig, akut auftretend, krampfartig, stechend, einschießend, neuralgisch, brennend, pochend
- Berührungsempfindlichkeit, Hyperästhesie, Hitzegefühl

Modalitäten: Schmerzen werden durch energiedämpfende und -entziehende Maßnahmen besser: Ruhe, Entlastung, kühlende Anwendungen (kalt-feuchte Umschläge, Quarkwickel u.ä.).

Verschlechterung der Schmerzen durch Einfluss von Wärme: Eine Wärmflasche, Rotlicht o.ä. wird schnell wieder entfernt, weil die Beschwerden dadurch zunehmen.

7.3.4 Anwendungstechnik

Blutiges Schröpfen sollte auf einer abschüssigen Hautfläche erfolgen, also sollte der Patienten sitzen oder in Seitenlage liegen. Das ist eine wichtige Voraussetzung dafür, die mit Blut gefüllten Gläser problemlos wieder entfernen zu können (siehe unten). Auf einer horizontalen Fläche ist das kaum ohne ‹reinigungsintensive Komplikationen› möglich… ;-)

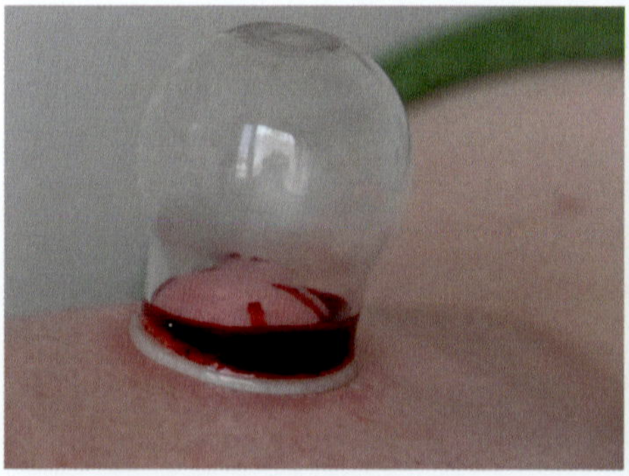

Situation kurz nach dem Setzen des Schröpfglases

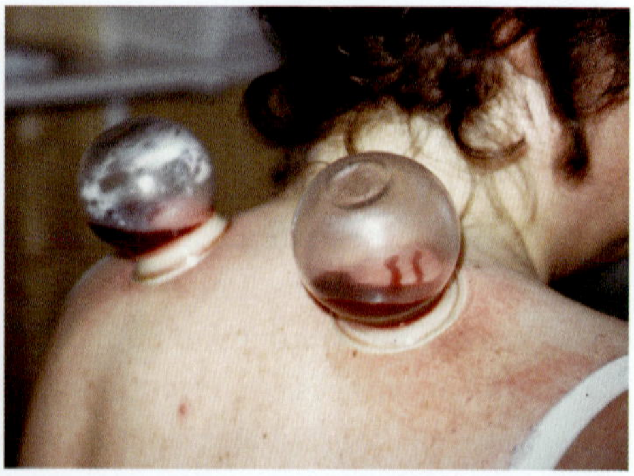

Blutiges Schröpfen im Nackenbereich zur Entstauung des Kopfes, auch bei Hypertonie

Die Technik beim Aufsetzen der Schröpfgläser ist identisch wie beim trockenen Schröpfen. Der entscheidende Unterschied liegt darin, dass beim blutigen Schröpfen die Haut an der Behandlungsstelle mit kleinen Stichen so eröffnet wird, dass Blut austritt. Aus naheliegenden hygienischen Gründen sollte beim blutigen Schröpfen nur mit Schröpfköpfen aus Glas und der ‹Feuermethode› gearbeitet werden. Solche Gläser sind leicht und sicher sterilisierbar, während bei Schröpfgläsern mit Gummiball, aber auch bei solchen mit Ventilmechanismen erhebliche Probleme bestehen. Beim blutigen Schröpfen sind meist weniger Gläser notwendig als beim trockenen. In der Regel sind 1–2 Gläser ausreichend, 4 sind das Maximum.

Im ersten Schritt wird, vorwiegend durch Tastbefund, der optimale Ort für die Behandlung gesucht. Diesen kann man z. B. mit einem Kajal- oder Kholstift markieren.

Je präziser der Ort gewählt wird, umso besser ist die Wirkung des Verfahrens!

Als ersten Schritt setzt man ein Schröpfglas in passender Größe für ca. eine halbe Minute trocken auf die markierte Stelle. Dies dient dazu, die Säfte an diesen Ort zu ziehen, wodurch die Haut sich bereits rötet und sich die Glasränder abzeichnen. Dann wird das Glas wieder entfernt und die zu behandelnde Hautzone desinfiziert. Damit beim folgenden eigentlichen Schröpfvorgang das Glas dicht auf der Haut sitzt, kann man den Ring des Glasrandes auf der Haut mit einer beliebigen Wundsalbe (z. B. Hamamelis-Salbe Nestmann) einstreichen.

Jetzt nimmt der Therapeut eine sterile Blutlanzette/Haemostilett (Einmalmaterial) und sticht in schneller Folge beherzt ca. 10–12 Mal in die jetzt bereits gut ‹gezeichnete› Haut. Meist treten sofort Blutstropfen aus. Die bei der Stichelung entstehenden kleinen Schnitte sollten parallel zu den Spaltlinien der Haut gesetzt werden, dann bleiben nach Abheilung keine Narben.

Bitte beachten: Dieser Vorgang ist für einige Sekunden ziemlich *schmerzhaft*. Darauf sollte der Patient vorbereitet werden. Hierbei gilt: Je schneller der Therapeut die ‹Stichelung› durchführt, umso kürzer muss der Patient leiden. In diesem Fall heißt es ausnahmsweise: Der Therapeut sollte bei dem Vorgang der Hauteröffnung empathiebedingte Zögerlichkeit vermeiden, dann tut's am wenigsten weh...

Danach wird das Schröpfglas mit gutem Vakuum auf die perforierte Haut gesetzt. Jetzt fließt Blut in das Schröpfglas. Wie viel, ist individuell sehr unterschiedlich. Bei manchen Patienten sind es nur ein paar Tropfen, während bei anderen das Glas so voll wird, dass es ausgetauscht werden muss.

Für die Wirkung ist es relativ unerheblich, wie viel Blut sich im Schröpfglas sammelt. Wie so oft gilt auch hierbei nicht die Devise ‹Viel hilft Viel› ... Entscheidend ist der ausleitende und entstaubende Reiz – und der entsteht in jedem Fall, unabhängig von der extrahierten Blutmenge. Erfahrungsgemäß hängt es wesentlich von der konstitutionellen Situation des Patienten ab, wie viel Blut er ‹abgibt›. Das entspricht dem prinzipiellen Wesenszug der Naturheilkunde, dass nichts erzwungen werden soll.

Wenn ein Schröpfglas zur Hälfte mit Blut gefüllt ist, sollte es in jedem Fall abgenommen und durch ein Neues ersetzt werden[7]. Dies wird aber nur selten der Fall sein. Meist stoppt die Blutung nach 2–3 ml. Dies erkennt man daran, dass der ‹Blutpegel› im Schröpfglas nicht mehr steigt. Dies ist auch der Zeitpunkt, an dem das Glas entfernt werden sollte. Das Blut koaguliert im Schröpfglas zu einer gallertartigen Masse, aber das Serum bleibt flüssig.

Zum Abnehmen des Glases hält man ein Kosmetik- oder Zellstofftuch unter das Schröpfglas, löst oben das Vakuum, kippt das Glas nach unten und lässt das restliche Blut über den Rand in das Glas laufen. Dann wird die blutige Fläche mit Kosmetiktüchern o.ä. gereinigt.

Anschließend wird ein großes Pflaster über die verletzte Fläche geklebt, um die Wunden vor Verunreinigung zu schützen und ggf. nachfließende Blutstropfen aufzufangen. Falls Salbenreste vorhanden sind, müssen diese vorher mit Isopropanol entfernt werden, sonst klebt das Pflaster nicht.

Das Pflaster kann nach 1–2 Stunden wieder entfernt werden.

7 Ein leider nicht zu vermeidendes Restrisiko beim blutigen Schröpfen ist das spontane Abfallen eines Glases. Dann verteilt sich der blutige Inhalt über mehrere Quadratmeter und evtl. auch Kleider und es heißt putzen. Dabei Vorsicht vor Verletzung an Glasscherben des zerbrochenen Schröpfglases.

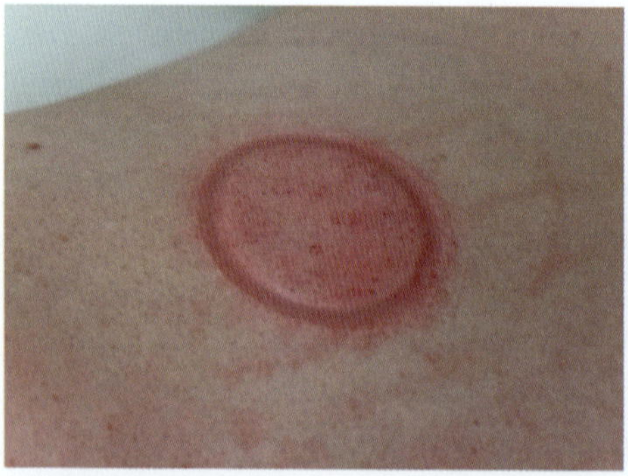

Situation nach dem blutigen Schröpfen. Durch die Ausleitung ist die reaktive Verfärbung häufig geringer als beim trockenen Schröpfen.

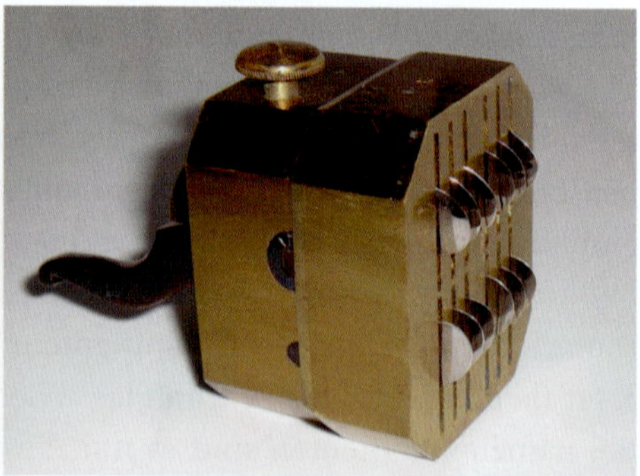

Schröpfschnepper mit 12 ‹ausgefahrenen› Schneiden Bildquelle: Wikipedia

Es empfiehlt sich, die blutigen Schröpfgläser nach Gebrauch sofort zu reinigen, weil eingetrocknete Blutreste schwer zu entfernen sind. Dann sind sie in eine handelsübliche Reinigungslösung zu legen, um sie vor dem nächsten Gebrauch zu sterilisieren.

Als Alternative zu der Hauteröffnung mit Blutlanzetten (Hämostiletten) sind sog. Schröpfschnepper erhältlich. Diese Geräte arbeiten mit 8-12 rund-exzentrischen Messern, die mit Federkraft blitzschnell die Haut aufschneiden. Dabei ist die Schnitttiefe einstellbar. Die entstehende Blutung ist zwar meist intensiver als durch Blutlanzetten, dafür hinterlässt diese Methode nach Abheilung der Verletzungen Narben, was nach der Anwendung von Hämostiletten nicht der Fall ist.

Auch ist die Reinigung und Sterilisation von Schröpfschneppern wesentlich aufwendiger.

Sollte an der gewünschten Stelle nicht blutig geschröpft werden können, kann eine Kombination des trockenen und blutigen Schröpfens angezeigt sein.

Dabei wird ein einzelner Schröpfkopf trocken am zu behandelnden Areal gesetzt. Entsteht die Hautrötung, wird ein zweiter Schröpfkopf direkt daneben trocken angesetzt. Entsteht auch dort die Rötung, wird das erste Schröpfglas wieder entfernt und direkt neben dem zweiten wieder angesetzt… usw. Jedes Schröpfglas wird etwas weiter von der zu behandelnden Stelle entfernt gesetzt. Auf diese Art werden die Säfte schrittweise vom Ort der Säftestauung weggezogen und in ein Areal geleitet, in dem blutig geschröpft werden kann – was dann unmittelbar auch gemacht wird (analog «Podagra»-Schröpfen von Hildegard von Bingen).

Eine weitere Variante: Auch mit Hilfe einer Schröpfkopfmassage können stagnierende Säfte auf eine einfache Weise abgeleitet, bzw. in ein anderes Areal gezogen werden, welches sofort im Anschluss blutig geschröpft wird.

7.3.5 Indikationen

- Muskulär hypertone Zustände, Hartspann, Myogelosen (v. a. Heiße)
- Schmerzzustände der Wirbelsäule und der paravertebralen Muskulatur
- Radikuläre Reizsyndrome mit der beschriebenen Pathophysiologie und Schmerzqualität
- Neuralgien
- Schmerzzustände von Gelenken mit der beschriebenen Pathophysiologie und Schmerzqualität
- Als Ersatzausscheidung bei interstitieller Schärfen- und Metabolitenbelastung, auch über Reflexzonen in den gekoppelten Geweben und Organen
- Zur Entstauung plethorischer Zustände (auch als Teil einer antiplethorischen Konstitutionstherapie)
- Arterielle Hypertonie

7.3.6 Risiken und Kontraindikationen

Absolute Kontraindikationen:

- Antikoagulationstherapie (z. B. Xarelto, Marcumar)
- Die Einnahme von ASS ist keine Kontraindikation. Die Menge des abgezogenen Blutes wird dadurch etwas mehr sein und die entstehenden Hämatome sind dann stärker ausgeprägt.
- Stark pathologische Blutgerinnungsstörungen
- Bekannte Unverträglichkeit gegen einen Inhaltsstoff der verwendeten Schröpfsalbe
- Schröpfen auf und über frischen Verletzungen und über Frakturen
- Psychotische Zustände. Diese können – bei entsprechender Veranlagung bzw. Vorgeschichte durch alle Ab- und Ausleitungsverfahren ausgelöst bzw. verstärkt werden.

Relative Kontraindikationen:

- Anämie. Falls lokale Befunde für blutiges Schröpfen sprechen, muss abgewogen werden, ob dies mit dem Allgemeinzustand des Patienten vereinbar ist. Wenn dennoch blutig geschröpft wird, mit deutlich reduzierter Intensität und Dauer.
- Kreislauflabilität, arterielle Hypotonie. In dem Fall besteht Kollapsgefahr beim blutigen Schröpfen.
- Zustände mit Säfte- und Energiedefizit

- Wundheilungsstörungen
- Psycho-vegetative Labilität
- Melancholische Zustände

7.3.7 Unerwünschte Reaktionen inkl. Gegenmaßnahmen

Bei sachgerechter Anwendung, speziell bei Beachtung der konstitutionellen Situation des Patienten, sind unerwünschte Reaktionen beim blutigen Schröpfen ausgesprochen selten. Sobald bei der Anwendung irgendwelche ungewöhnlichen Reaktionen auftreten, sind die Schröpfgläser sofort zu entfernen. Bei akuten Kreislaufproblemen sollte der Patient auf eine Behandlungsliege gelegt und kreislaufstabilisierende Tropfen (z. B. Korodin Tr.) gegeben werden.

Achtung: Eine Verschlechterung bestehender Symptome für 1–2 Tage ist eine *gewünschte* Reaktion, die erkennen lässt, dass die Behandlung ‹greift›.

7.3.8 Hygienemaßnahmen

Bezüglich der Hygienemaßnahmen sollte sowohl an die Sicherheit des Patienten als auch die des Therapeuten und sonstiger Beteiligter gedacht werden.

- Vor der Behandlung sollte der Therapeut seine Hände gründlich reinigen und desinfizieren.
- Die verwendeten Schröpfgläser müssen steril sein, um die Übertragung von pathogenen Keimen in die zugefügten Hautverletzungen zu verhindern.
- Nur Schröpfgläser aus Glas, ohne Gummiball und ohne Ventilmechanismen, lassen sich einwandfrei sterilisieren. Ist dies nicht gewährleistet, muss mit Einmalgeräten gearbeitet werden.
- Vor der Stichelung der Haut ist diese mit Isopropanol 70% oder einem handelsüblichen Hautdesinfizienz zu desinfizieren.
- Es sollte vermieden werden, dass Haare mit den eröffneten Wunden in Kontakt kommen. Evtl. ist Körperbehaarung im Behandlungsgebiet zu rasieren.
- Der Behandler sollte bei der gesamten Behandlung Einmal-Handschuhe tragen, um v. a. beim Abnehmen der Gläser nicht mit dem Patientenblut in direkten Hautkontakt zu kommen. Auch wenn sich ein Glas vorzeitig löst oder erneuert werden muss, sollte der Behandler ohne Risiko für sich selbst sofort eingreifen können.

- Nach Abnehmen der Gläser sind die Wunden für mindestens eine Stunde mit einem Pflaster zu versorgen.
- Nach dem blutigen Schröpfen sollte der Patient für drei Stunden nicht baden. Duschen ist aber möglich, sobald die Wunden nicht mehr bluten und verschorft sind.
- Auch bei der Reinigung der Schröpfgläser sind Einmal-Handschuhe notwendig.
- Zellstoff und jedes andere Material, das mit Blut verunreinigt wurde, ist mit dem Restmüll zu entsorgen.
- Die Blutlanzetten (Hämostiletten) sind in einer Sammelbox für Kanülen (z. B. Medibox, Fa. Braun) zu sammeln. Wenn die Box voll ist, wird sie mit dem Restmüll entsorgt.

7.4 Baunscheidt-Verfahren

Neben dem trockenen Schröpfen ist das Baunscheidt-Verfahren (auch Baunscheidtismus genannt) wohl die Methode, die aufgrund ihrer umfassenden Wirkungsweise und ihrer unkomplizierten Anwendung in TEN-Naturheilpraxen am häufigsten angewendet wird und damit als ‹every-day-Routinemethode› bezeichnet werden kann. Sie kann zudem mit nahezu allen weiteren Therapieformen kombiniert werden.

Der Name der Methode geht auf ihren Entwickler Carl Baunscheidt zurück, einen Mechaniker, der um 1840 den sog. ‹Lebenswecker› entwickelte, nachdem er (so wird es historisch überliefert) am eigenen Leib die lindernde Wirkung von Mückenstichen an seinen gichtigen Gelenken beobachtet hatte. Dieser Wirkmechanismus wird mit dem Baunscheidtverfahren imitiert. Es zeigen sich rasch symptomlindernde Effekte, weshalb sich die Methode unter naturheilkundlichen Therapeuten rasch verbreitete. In der Frühzeit der Baunscheidt-Ära wurden noch Öle verwendet, die Hauteiterungen erzeugen. Diese Öle enthielten das Croton-Öl, das erwiesenermaßen karzinogen und daher heute verboten ist.

Der Hauptwirkstoff aller heute verwendeten Baunscheidtöle sind Histaminverbindungen, die eine lokale Entzündungsreaktion mit der im Folgenden beschriebenen Bildung von intrakutanen Quaddeln führt.

7.4.1 Humorale und energetische Wirkungsweise

Obwohl die Haut beim Baunscheidtieren oberflächlich gestichelt wird, um das Eindringen des Baunscheidtöls zu ermöglichen, handelt es sich nicht um ein Aus-, sondern ein Ableitungsverfahren, denn es treten keine Körperflüssigkeiten direkt nach außen. Als Reaktion auf das Eindringen des histaminhaltigen Öls durch die mikroskopisch kleinen Stiche in der Epidermis, entwickeln sich Quaddeln um die Einstiche herum, in denen sich Lymphflüssigkeit sammelt, die anschließend über die Lymphgefäße wieder abgeleitet wird. Im Sinne der traditionellen Naturheilkunde stellt dies eine Aktivierung des lymphatischen Klärstroms dar, was zur Reinigung des Interstitiums von dort deponierten Metaboliten bzw. Schärfen führt. Die Elimination dieser pathogenen Säfte erfolgt aber über die physiologischen Ausscheidungsorgane, v. a. über das Leber-Galle-System, die Milz und die Nieren.

Das Baunscheidtverfahren hat somit eine lymphotrope Wirkung, woraus sich humoralmedizinisch der Bezug zum Phlegma- bzw. Feuchtigkeitsprinzip ableitet.

In diesem Zusammenhang ist es evolutionsgeschichtlich sehr interessant, dass sich mit Lymph- und Venensystem redundant *zwei* Abtransportsysteme entwickelt haben, während für die versorgenden Funktionen offensichtlich *ein* (arterielles) System ausreichend ist. Das lässt den allgemeingültigen Rückschluss zu, dass Funktionsschwächen der Eliminationssysteme stärkere systemisch-pathogene Bedeutung haben als Defizite in der Versorgung – eine Erkenntnis, die in allen naturheilkundlichen Medizinalkonzepten seit Jahrhunderten bekannt ist und praktisch umgesetzt wird.

Ein weiterer interessanter Aspekt ist die Tatsache, dass das Lymphsystem in seiner Arbeitsweise deutlich belastbarer und widerstandsfähiger ist als das venöse System. Vereinfacht gesagt ist das Lymphsystem für den Abtransport großmolekularer bzw. zellulärer ‹Abfallprodukte› zuständig (was v. a. bei Entzündungen und bei der Wundheilung eine entscheidende Rolle spielt), während der venöse Schenkel des Kapillarsystems nur monomolekulare Substanzen mit dem Ultrafiltrat resorbieren kann. Sollte eine Insuffizienz des Lymphsystems dazu führen, dass das Venensystem kompensatorisch Lymphfunktionen übernimmt, sind Venenerkrankungen (v. a. Varikosis) die Folge, was dann häufig als ‹Bindegewebsschwäche› fehlinterpretiert wird. Dieser Pathomechanismus ist häufig bei skrofulösen Zuständen sowie bei Patienten mit Manifestationen der lymphatisch-hypoplastischen Konstitution.

In diesem Sinne ist es auch sicher kein Zufall, dass das Lymphsystem evolutionsgeschichtlich älter ist als das Blutsystem.

Diese zunächst sehr theoretisch klingenden Aspekte haben ganz direkte Bedeutung für die Arbeit mit dem Baunscheidtverfahren: Die Aktivierung des lymphatischen Klärstroms deckt ein deutlich größeres Spektrum an pathophysiologischen Zuständen ab, als jede therapeutische Stimulation des venösen Klärstroms. Damit ist der Indikationsbereich des Baunscheidtverfahrens so weit, dass es bei nahezu allen Beschwerden und Krankheiten effizient ist, die auf interstitieller Schärfenbelastung basieren, und das ist bei sämtlichen chronischen Entzündungen sowie Schmerzzuständen im Bewegungsapparat der Fall – um nur zwei Beispiele zu nennen.

Die energetische Wirkungsweise des Baunscheidtverfahrens ist weitgehend neutral, wobei durch die Rötung und die säftebewegende Wirkung natürlich eine sanft erwärmende Qualität erkennbar ist. Dennoch muss beim Baunscheidtieren nicht die klare Entscheidung bzgl. erwärmend/tonisierend bzw. kühlend/detonisierend getroffen werden wie bei den Schröpfverfahren.

7.4.2 Humorale Indikationen

- Alle pathologischen Zustände, mit pathophysiologischer Belastung des Interstitiums mit pathogenen Metaboliten bzw. Schärfen
- Anwendung sowohl bei cholerischer als auch melancholischer Schärfenqualität
- Bei Zuständen mit Stagnation kalter Feuchtigkeit

Wirkungsweise des Baunscheidt-Verfahrens in Kurzform:

Säftebezug:	Phlegma
Organbezug:	Lymphsystem
Wirkungsweise:	Energetisch weitgehend neutral, bei schwacher erwärmender Wirkung Säftebewegend auf lymphatischen Klärstrom

Schmerzcharakteristik für das Baunscheidt-Verfahren: Unspezifisch. D.h., das Verfahren ist bei allen Schmerzqualitäten und Modalitäten anwendbar.

7.4.3 Baunscheidt-Geräte

«Lebenswecker»:

Mit diesem Gerät werden ca. 32 Nadeln, die wie auf einem Stempel angebracht sind, mit Federkraft in die Haut gestochen. Dabei ist die Einstichtiefe einstellbar.

Der Lebenswecker ist besonders geeignet, um kleine Hautareale oder präzise zu begrenzende Zonen baunscheidtieren. Bei Baunscheidtbehandlungen z.B. hinter dem Ohr auf der Haut über dem Proc. mastoideus oder um Fingergelenke, braucht man gar keinen Lebenswecker, sondern hält den Nadelstempel zwischen Zeigefinger und Daumen und stichelt einige Male auf die Haut des Behandlungsgebietes.

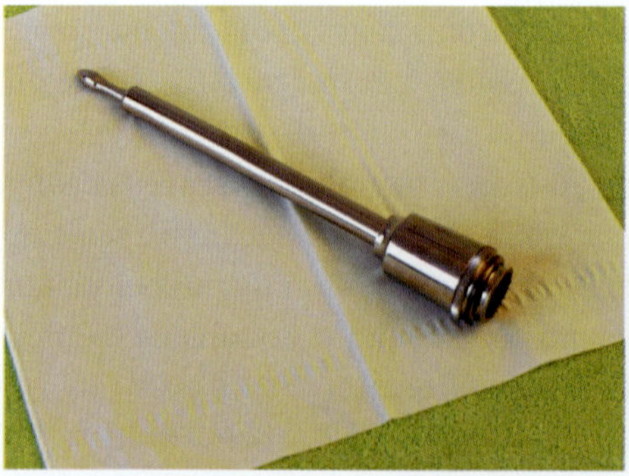

Lebenswecker in fertig montiertem Zustand

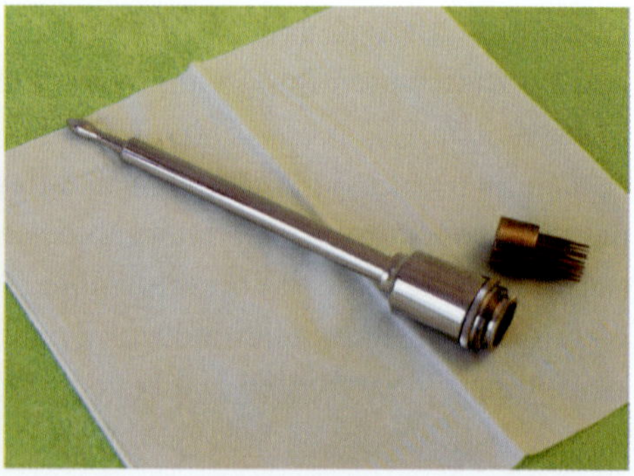

Lebenswecker mit demontiertem Nadelkopf

Vitralisator:

Bei diesem Gerät sind die Nadeln auf einer drehbaren Rolle angebracht und werden beim Rollen über die Haut eingestochen. Die Stichtiefe ist durch den Druck auf die Haut regulierbar. Mit dem Vitralisator können schnell größere Hautareale gestichelt werden, z. B. paravertebrale Zonen.

Welches Gerät verwendet wird, hängt zum einen von der persönlichen Präferenz des Therapeuten ab, andererseits von der Beschaffenheit der zu baunscheidtierenden Hautzone. Für größere, gut zugängliche Anwendungsgebiete eignet sich der Vitralisator besser, kleine Areale, wie z. B. über dem Mastoid hinter dem Ohr oder an Fingergelenken sind mit dem Lebenswecker besser zu behandeln. In diesen Fällen kann man auch ohne Lebenswecker arbeiten.

Bezugsquellen für Baunscheidtgeräte und -öle finden Sie in Kapitel 11.

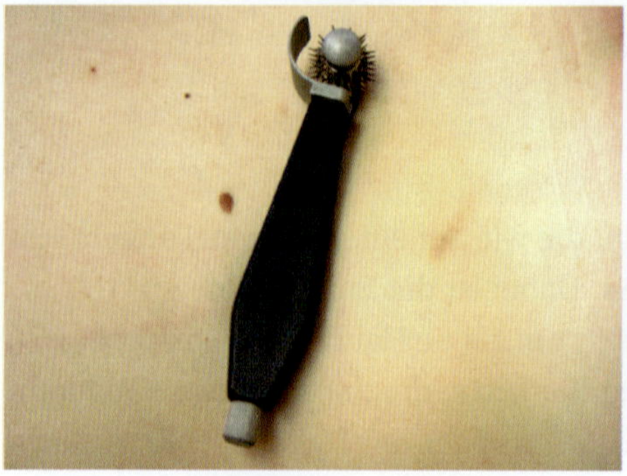

Vitralisator mit Nadelrolle

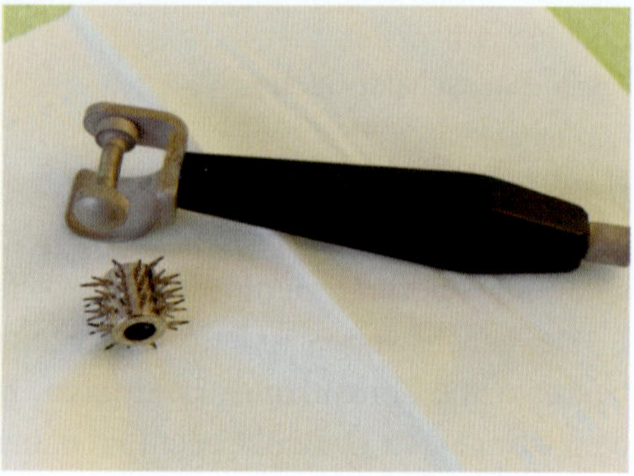

Vitralisator mit demontiertem Nadelkopf

7.4.4. Rezeptur des Baunscheidtöls

Es gibt unterschiedliche Rezepturen, aber allen gemeinsam ist eine Histaminverbindung, die für die Bildung der Quaddeln verantwortlich ist. Die ergänzenden Öle sind Adjuvanzien, die auch den unverwechselbaren Geruch beim Baunscheidtieren erzeugen.

Option einer Standard-Rezeptur eines Baunscheidt-Öls:

Histamindihydrochlorid	1.3
Caryophylli Ol.	15.0
Juniperi Ol.	15.0
Isopropanol 70%	ad 150.0
M. f. dil.	
DS: «Baunscheidtöl» – Äußerlich!	

Diese Rezeptur kann zwar prinzipiell von jeder Apotheke[8] hergestellt werden, das Histamin ist aber schwer erhältlich und zudem sehr teuer. Es empfiehlt sich daher, das Baunscheidtöl von einer der in Kapitel 11 aufgeführten Bezugsquelle zu beziehen.

Achtung: Unabhängig von der Rezeptur sollte der Mengenanteil an Histamindihydrochlorid in keinem Fall 1% übersteigen, um allergische Überreaktionen zu vermeiden!

7.4.5 Anwendungstechnik

Das ausgewählte Hautareal wird mit einem Hautdesinfizienz gereinigt. Anschließend wird die Haut mit einem der oben beschriebenen Baunscheidtgeräte oberflächlich gestichelt. Die Einstichtiefe sollte 2 mm nicht überschreiten, d. h. es wird nur die Epidermis perforiert, um die ‹Lymphschicht› der Haut zu erreichen. Danach soll es *nicht* bluten, obwohl vereinzelte kleine Blutstropfen auch kein Problem darstellen. Das Baunscheidtverfahren ist somit keine ‹blutige› Methode, als die sie immer wieder fälschlich dargestellt wird. Es geht gezielt darum, eine lymphaktivierende Wirkung zu erzeugen.

Die Hautstichelung ist, wenn überhaupt, nur sehr gering schmerzhaft, und wird von den meisten Personen gut ertragen, wenn der Vorgang nicht zu lang dauert und keine sehr empfindlichen Stellen behandelt werden.

8 In der Schweiz auch von Drogerien.

Nach der Stichelung werden (je nach Fläche) sofort einige Tropfen des Baunscheidtöls aufgetropft oder aufgesprüht und mittels eines Wattestäbchens eingerieben. Dabei ist sorgfältig darauf zu achten, dass die Flasche mit dem Baunscheidtöl nicht mit der Haut in Kontakt kommt, weil sie dadurch mit Keimen der Hautflora verunreinigt würde! Hilfreich ist es, die Flasche mit dem Baunscheidtöl mit einem Sprühaufsatz zu versehen. Damit kann das Baunscheidtöl sparsam und ohne das Risiko der Verunreinigung der Flasche auf die zu behandelnde Fläche gesprüht werden.

In der Regel reichen sehr kleine Mengen des Baunscheidtöls aus, um nach wenigen Minuten eine ausgeprägte Quaddelbildung auszulösen. Nach 5 bis 10 Minuten haben sich deutlich sichtbare Quaddeln über den Einstichstellen gebildet, die auch zusammenfließen können. Jetzt kann das überschüssige Öl, das sich noch auf der Haut befindet, mit einem mit Isopropanol 70% befeuchteten Zellstofftuch abgewischt werden. Dieser Arbeitsgang verhindert, dass Baunscheidtöl unbemerkt über Kratzen unter Fingernägel gerät und so auch auf Schleimhäute gelangen kann – wo es definitiv nicht hin gehört…

Die Intensität und Geschwindigkeit der Quaddelbildung, aber auch die Dauer der Existenz der Quaddeln ist individuell sehr unterschiedlich und von konstitutionellen Reaktionsmustern abhängig. In den meisten Fällen sind die Quaddeln spätestens nach einer Stunde wieder verschwunden.

Die Quaddelbildung ist mit Juckreiz verbunden, der einige Stunden mit unterschiedlicher Intensität anhalten kann. In sehr vielen Fällen tritt der Juckreiz nach der nächsten Dusche oder nach Schwitzen kurzzeitig nochmals auf («Nachbrenner»), was aber schnell spontan wieder abklingt.

7.4.6 Indikationen

Das Baunscheidtverfahren hat einen sehr breiten Indikationsbereich, der nahezu sämtliche Schmerzzustände im Bewegungsapparat umfasst. Dabei wird vorwiegend nach der ‹Dawos-Methode› gearbeitet: Baunscheidtiert wird das Hautareal über dem Schmerzgebiet. Auch über dem Dornfortsatz des 7. Halswirbels (Prominens), über dem 5. Lendenwirbel und über dem Kreuzbein darf baunscheidtiert werden, soweit sich über den Knochen genügend ‹Polsterung› befindet. Die Einschränkungen sind weiter unten beschrieben. Dabei gilt eine Faustregel: Je besser das schmerzhafte Areal lokalisiert ist, umso effizienter wird die Wirkung des Baunscheidtierens sein. Häufig lassen sich auch in weitläufigeren Schmerzgebieten durch Abtasten kleine Areale oder maximale Schmerzpunkte erfassen, die besonders empfindlich auf Druck oder Berührung sind bzw. die als Triggerpunkte den Schmerz verstärken, wenn dort Druck ausgeübt wird. Über solchen Punkten sollte baunscheidtiert werden. Umgekehrt heißt das aber auch, dass diffuse, nicht lokalisierbare Schmerzen bzw. große Schmerzgebiete für das Baunscheidtverfahren weniger geeignet sind.

Eine weitere Anwendungsart dieses Verfahrens ist die Reflexzonentherapie, wie in Kapitel 4.2 beschrieben. Damit besteht die Möglichkeit einer lymphbewegenden und damit Klärstrom-stimulierenden Reiztherapie auf die reflektorisch verbundenen Gewebe bzw. Organe durch Baunscheidt-Behandlung der entsprechenden Hautzone.

Einige häufig vorkommende Beispiele für diese Methode zeigen die folgenden Bilder. Dort wird auch die jeweilige Indikation beschrieben.

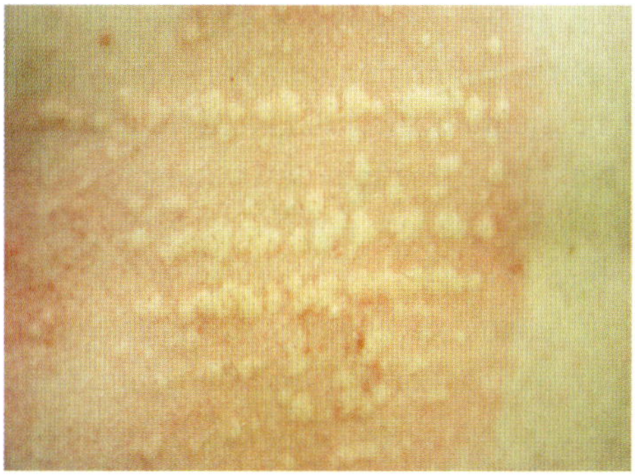

Typische Quaddelbildung im Rahmen der Baunscheidtbehandlung.

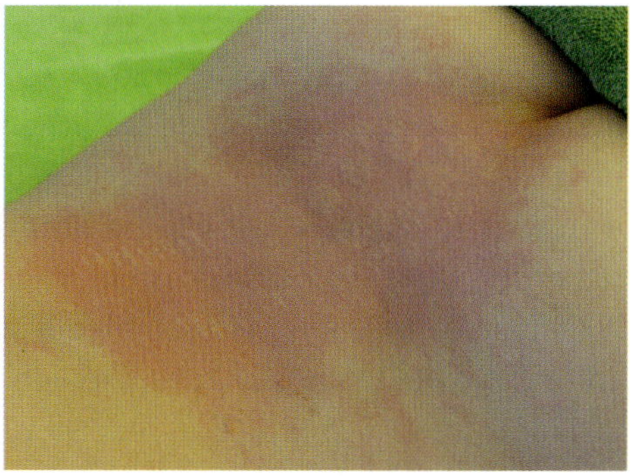

Typische Baunscheidt-Quaddelbildung über dem Kreuzbein. Die paralumbalen Quaddeln wurden mit dem Vitralisator erzeugt, die Quaddeln über dem Kreuzbein mit dem Lebenswecker.

Eine von okkulten Greisen unterdrückte und daher in der Literatur bis dato unerwähnt gebliebene Indikation des Verfahrens ist die Baunscheidt-Behandlung der Fußnägel. Diese Methode ist eine evidenzbasiert effiziente, aber leider rein symptomatische Präventivmaßnahme gegen das psychogene Aufrollen der Fußnägel (unguis replicatus desperationis) in Folge exzessiver Verzweiflung über die Anwendung esoterischer Elemente in der Naturheilkunde.

7.4.7 Gewünschte Reaktionen

Neben der beschriebenen Quaddelbildung kann es auch nach einer Baunscheidt-Behandlung zu ‹Erstreaktionen› mit vorübergehenden Verstärkung der Symptomatik kommen, wegen der man das Verfahren angewendet hat. Das lässt erkennen, dass in Folge der verbesserten energetischen Situation die Dynamik der Selbstheilungsprozesse gesteigert ist. Im naturheilkundlichen Sinne wird das stets als positive, erwünschte Reaktion interpretiert. Erstreaktionen klingen in der Regel nach spätestens drei Tagen ab. Sind die Symptome danach schwächer als vor der Behandlung, ist dies als Beweis einer Erstreaktion zu sehen.

Häufig führt eine Baunscheidtbehandlung aber ohne deutliche Erstreaktion zur Linderung der bestehenden Symptome.

7.4.8 Einschränkungen, Risiken und Kontraindikationen

Wichtigste Prämisse: Eine sensible und sachgerechte, der individuellen anatomischen und psychischen Situation des Patienten angepasste Vorgehensweise ist elementare Voraussetzung bei der Anwendung sämtlicher Ab- und Ausleitungsverfahren. Das Baunscheidtverfahren sollte über sehr prominenten Knochenvorsprüngen und über den Dornfortsätzen der Wirbelsäule nicht angewendet werden. Lediglich über dem Dornfortsatz C7 und L5 sowie über dem Kreuzbein darf baunscheidtiert werden, vorausgesetzt der Patient ist nicht so abgemagert, dass Verletzungsgefahr tiefer liegender Strukturen besteht.

Aus naheliegenden Gründen sind weitere No-Go-Gebiete des Baunscheidtverfahrens die Haut der Achselhöhlen, der Genitalbereich und die Hand- und Fußsohlen.

Absolute Kontraindikationen:

- Bekannte allergische Reaktionen auf einen der Inhaltsstoffe.
- Schwere Wundheilungsstörungen.
- Anwendung des Baunscheidtverfahrens auf Hautmalen, Warzen u. ä. sowie auf entzündeten bzw. ekzematisch veränderten Hautarealen.
- Anwendung auf Schleimhäuten.
- Schwere immunologische Insuffizienz.
- Medikation mit Immunsuppressiva.
- Unüberwindliche Angst vor dem Verfahren.

Relative Kontraindikationen:

- Allergische Diathese mit Reaktionen auf Substanzen, die nicht Bestandteil des Baunscheidtöls sind.
- Histaminintoleranz
- Psycho-vegetative Instabilität: Wie bei allen Ab- und Ausleitungsverfahren, kann auch das Baunscheidtverfahren bei sehr sensiblen Patienten zu Unwohlsein, in seltenen Fällen zu hypotonen Kreislaufproblemen mit Ohnmacht führen.

Eine Bemerkung zur Baunscheidtbehandlung bei Allergikern: Obwohl durch das im Baunscheidtöl enthaltene Histamin ein Restrisiko besteht, allergische Reaktionen auszulösen bzw. zu verstärken, habe ich in meiner Praxis bei weit über 10.000 (Zehntausend!) Baunscheidt-Behandlungen, auch bei Personen mit allergischer Diathese und Asthma bronchiale/COPD in keinem einzigen Fall ernsthafte unerwünschte Reaktionen erlebt. Das Restrisiko ist demnach eher theoretischer Natur...

Besteht dennoch Unsicherheit, kann auch ein Öl ohne Histamindihydrochlorid verwendet werden. Dadurch reduziert sich allerdings auch die gewünschte Reaktion deutlich, weil keine Quaddeln entstehen.

Möglich wäre auch die sogenannte ‹trockene› Nadelung, bei der kein Baunscheidtöl aufgetragen wird. Dafür muss die Hautstichelung täglich wiederholt werden und die Reaktion ist nochmals wesentlich geringer als mit einem histaminfreien Öl.

Die beiden letztgenannten Anwendungstechniken sind daher bestenfalls als ‹Notlösungen› zu betrachten.

7.4.9 Unerwünschte Reaktionen – inklusive Gegenmaßnahmen

Beim Auftreten irgendwelcher überschießender oder sonstiger unerwünschter Reaktionen ist die Behandlung sofort abzubrechen und bereits aufgetragenes Baunscheidtöl mit reichlich Isopropanol 70% zu entfernen.

Bei anaphylaktischen Reaktionen sind die üblichen Notfallmaßnahmen zu ergreifen. Bei sehr sensiblen Patienten kann der Juckreiz stark und lang anhaltend sein. In solchen Fällen schafft Abwaschung mit kühlem Wasser oder einem Infus aus Labkraut (Galium verum oder aparine) Linderung. In solchen Fällen sollte bei Folgebehandlungen mit weniger Baunscheidtöl gearbeitet werden und nur eine kleine Fläche gestichelt werden.

7.4.10 Hygienemaßnahmen

Das Baunscheidverfahren darf nur auf sauberer Haut angewendet werden, wobei das zu behandelnde Areal mit Isopropanol 70% oder einem anderen Hautdesinfiziens keimarm gemacht wird.

Nach der Baunscheidtbehandlung sollte etwa eine Stunde gewartet werden, bevor ein Bad genommen wird.

Es ist nicht notwendig, die baunscheidtierte Hautzone zu verbinden.

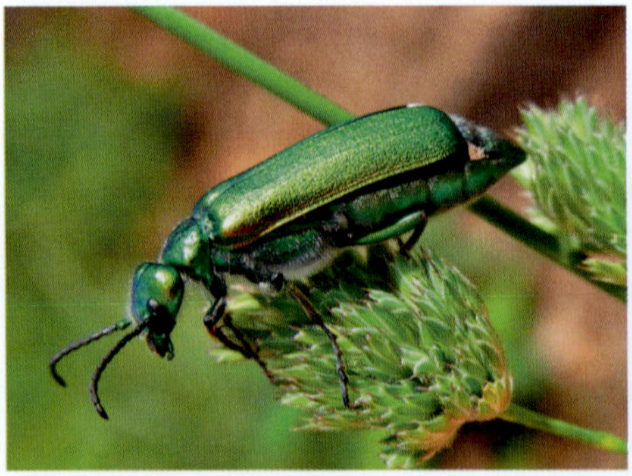

Vitale Spanische Fliege.
Quelle: Wikipedia

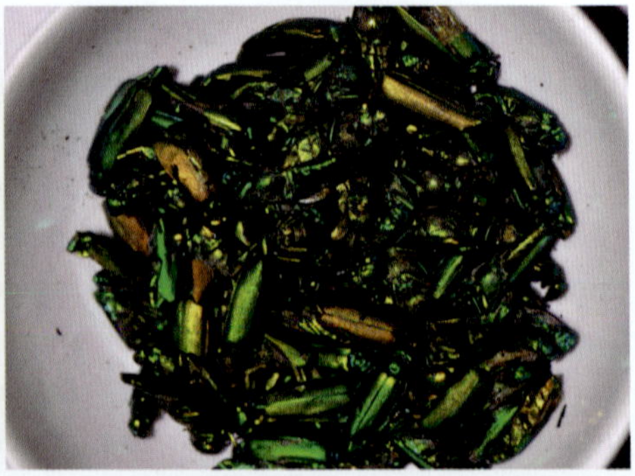

Getrocknete Canthariden in der Schale einer Apothekerin.
Quelle: Gabriele Kerber-Baumgartner

7.5 Cantharidenpflaster / Cantharidenblase (Vesicanzien)

Das Setzen von Cantharidenpflastern zwecks Bildung einer mit Lymphflüssigkeit gefüllten subepidermalen Blase gehört zu den etwas ‹drastischeren› Ausleitungsverfahren, die in einer Naturheilpraxis sicher nicht zu den täglich routinemäßig genutzten Methoden gehört, aber v. a. bei der Behandlung hartnäckiger Schmerzzustände eine sehr effiziente Therapieoption bietet. Man könnte das Cantharidenpflaster auch als «therapeutisches Ass» bezeichnen, das ein TEN-Therapeut neben allen anderen Behandlungsansätzen zusätzlich «im Ärmel hat». Auch wenn die im Folgenden beschriebene Anwendungstechnik und die entsprechenden Hautreaktionen auf den ersten Blick etwas martialisch anmuten, ist das Setzen einer Cantharidenblase eine für fast jeden Patienten zumutbarer Anwendung, die nur kurzfristig etwas schmerzhaft ist und wenig Potenzial unerwünschter Neben- und Folgewirkungen hat – sachgemäße Handhabung vorausgesetzt.

7.5.1 Wirkstoff und Wirkungsweise

Der für die Blasenbildung verantwortliche Wirkstoff in der Cantharidensalbe oder -paste ist das Cantharidin aus dem gemahlenen Chitinpanzer von Cantharis bzw. Lytta vesicatoria, der «Spanischen Fliege», ein Käfer aus der Familie der Ölkäfer, der v. a. im nordafrikanischen Mittelmeerraum heimisch ist.

Cantharidin hat stark hautreizende Wirkung und erzeugt bei längerer Einwirkung eine Hautblase, die einer Verbrennungsblase des Grades 2a entspricht. Wird Cantharidin oral eingenommen, bewirkt es starke Reizungen der Harnwege und

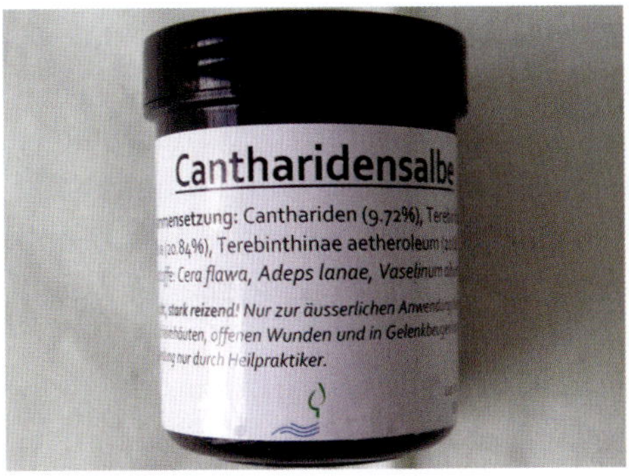

Eine handelsübliche Catharidensalbe

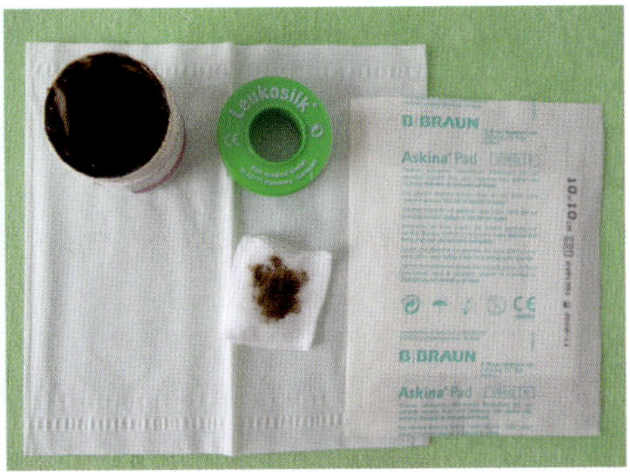

Utensilien für die Cantharidenanwendung

der Nieren, die zum Nierenversagen mit Todesfolge führen können. Die Letaldosis von Cantharidin bei einem Erwachsenen beträgt 0,03 Gramm.

Innerlich eingenommenes Cantharis gilt als «Potenzmittel», wobei es aber nicht die Libido steigert, sondern durch die Reizwirkung auf das Urogenitalsystem Erektionen auslöst, evtl. auch schmerzhafte Dauererektionen.

Aufgrund der Reizwirkung auf die Harnwege wird Cantharis als potenziertes Mittel (Umkehrwirkung!) in der Hömöopathie bei brennenden Reizungen von Blase und Harnröhre verwendet, u. a. bei akuter Zystitis mit entsprechender Symptomatik.

Beim Setzen von Cantharidenblasen wird Cantharidin in kleinen Mengen über die Haut resorbiert und kann so eine systemische Wirkung entfalten, die v. a. bei krankheitsbedingt vorgeschädigten Nieren zu beachten ist. Näheres hierzu unter Kontraindikationen.

Übersetzt man die Wirkung eines Cantharidenpflasters in die naturheilkundliche Denkweise, dann ergibt sich ein starker Reiz auf die Haut, der durch die in Kap. 4.2 beschriebenen Reflexverbindungen auch an innere Gewebe übermittelt wird.

Entscheidend für die stark ausleitende Wirkung des Verfahrens ist aber die Ansammlung von Lymphflüssigkeit in der Blase, die im humoralen Sinne durch die lymphattrahierende Wirkung der Cantharidensalbe zustande kommt. Diese starke Lymphdynamisierung bedingt ausgeprägte Elimination von Schärfen und Überschußsäften aus dem Interstitium der reflektorisch ‹zugeschalteten› Gewebe.

Durch die weiter unten beschriebene Eröffnung der Blase werden diese Schärfen direkt ausgeleitet. Damit erklärt sich die ausgeprägt schmerzlindernde und antientzündliche Wirkung.

Aus humoralmedizinischer Sicht besteht eine bewegende Wirkung auf das Phlegmasystem, das in Teilbereichen durch die Lymphe repräsentiert wird. Gleichzeitig werden aber auch Schärfen, die das Phlegma verunreinigen (im Sinne einer Kakochymie) direkt ausgeleitet – und zwar unabhängig von der humoralen Qualität der Schärfen. Dies erklärt die gute Wirksamkeit des Verfahrens sowohl bei akuten (gelbgalligen) als auch chronisch-degenerativen (schwarzgalligen) Krankheits- und Schmerzprozessen.

Aufgrund des Wirkungsbezuges zu Phlegma bzw. Lymphe wird das Cantharidenverfahren auch als «weißer Aderlass», oder die «weiße Schwester des blutigen Schröpfens» bezeichnet.

7.5.2 Indikationen

Hauptindikation sind hartnäckige, therapieresistente Schmerzzustände im Bewegungsapparat. Dabei können die Schmerzen von sämtlichen Strukturen ausgehen (wobei solche Schmerzzustände ohnehin fast immer durch die Kombination mehrerer ‹gereizter› Gewebe zustande kommen).

Damit Cantharidenblasen besonders effizient sein können, sollte der Schmerz punktförmig oder in kleinflächigem Gebiet gut und präzise lokalisierbar sein. Dies sind die effizientesten Ansatzorte des Cantharidenpflasters. Für großflächige und ausstrahlende Schmerzzustände eignet sich diese Methode weniger, aber auch in solchen Fällen findet man palpatorisch sehr oft Schmerz-Maximalpunkte oder Triggerpunkte, über die das Cantharidenpflaster dann gesetzt wird.

Für Schmerzen, die von inneren Organen ausgehen und deren Funktionsstörungen, ist es nicht die Methode erster Wahl. Um diese Aussage aber zu relativieren: Der Autor dieser Zeilen hat auch in solchen Fällen gute Ergebnisse gesehen, wenn ein Cantharidenpflaster auf die Reflexzone des betroffenen Organsystems gesetzt wurde. Aber diese Methode ist in solchen Fällen sicher nicht das Erste, woran man denkt… In einigen dieser Fälle wurde vom Patienten aufgrund früherer positiver Erfahrungen mit dem Cantharidenverfahren die Frage gestellt, ob man das in der aktuellen Situation (z. B. bei paroxysmalen Tachykardien) nicht auch versuchen könne.

> Unabhängig von der Methode habe ich aus solchen Erlebnissen für meine therapeutische Arbeit abgeleitet: Wenn ein Patient einen Therapiewunsch äußert, der nicht völlig ‹abwegig› oder mit unnötigen Risiken behaftet ist, sollte man ihn ‹erfüllen›. Die positive innere Einstellung des Patienten unterstützt den Therapieerfolg bekanntlich maßgeblich.

7.5.3 Humorale und konstitutionelle Aspekte

Da die Anwendung von Cantharidenblasen eine bewegende und eliminationsfördernde Wirkung auf mit Schärfen verunreinigtes Phlegma hat, wirkt die Methode am effizientesten, wenn Symptome für Feuchtigkeitsstauung im Behandlungsgebiet vorhanden sind, z. B: Lokale Schwellung, Ödem, Hyperplasie, ‹teigiges› Gefühl bei der Palpation).

Hierbei spielt natürlich auch die konstitutionelle Situation eine wichtige Rolle. Alle Konstitutionen, die durch eine Feuchtigkeits-Pathophysiologie geprägt sind, profitieren in besonderem Maß vom Cantharidenverfahren: Alle lymphatischen Varianten (lymphatisch-hyperplastisch, lymphatisch-hypoplastisch, katarrhalisch-rheumatisch), hydrogenoide und plethorische Konstitution. Es ist aber festzuhalten, dass die Wirkung des Cantharidenverfahrens eindeutig symptomorientiert ist. Die konstitutionell stabilisierende Wirkung ist eher ‹überschaubar›.

Da die Methode aber auch die direkte Ausleitung sämtlicher Schärfen – unabhängig von deren Qualität -- fördert, erweitert sich das Indikationsspektrum auch in die chologene bzw. melanchologene Richtung.

Um es auf den Punkt zu bringen: Man kann hier zwar theoretische Haarspalterei betreiben … in der Praxis zeigt sich aber sehr eindrücklich, dass mit dem Setzen einer Cantharidenblase in sehr vielen Fällen Schmerzlinderung in den oben beschrieben Situationen erreicht werden kann, auch wenn sich die ganze schöne Theorie nicht darin widerspiegeln muss …;-)

Fazit: Wenn andere (evtl. sanftere) Therapiekonzepte nicht zu befriedigenden Ergebnissen führen, sollte auch in ‹nicht-canthariden-typischen› Situationen das Setzen einer Cantharidenblase erwogen werden… entscheidend ist schließlich das Ergebnis.

Wirkungsweise des Setzens von Catharidenblasen in Kurzform

Säftebezug:	Phlegma
Organbezug:	Sämtliche organischen Elemente des Bewegungsapparates.
Wirkungsweise:	Dynamisierend auf die Säftebewegung des Klärstroms, dadurch abschwellend, antiödematös, entstauend Kompensatorische Ausleitung sämtlicher Schärfen

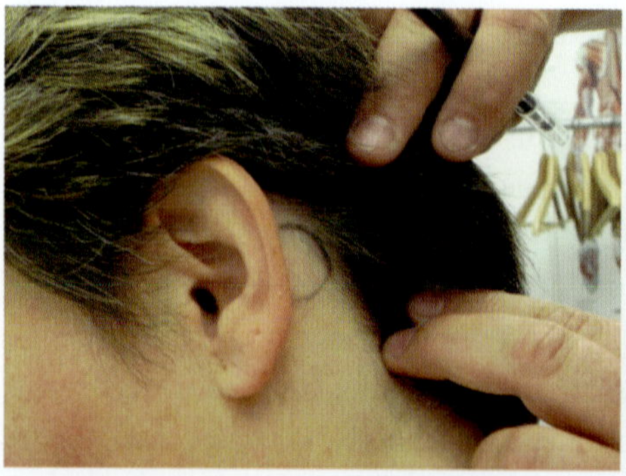

Markieren des Ansatzortes des Cantharidenpflasters

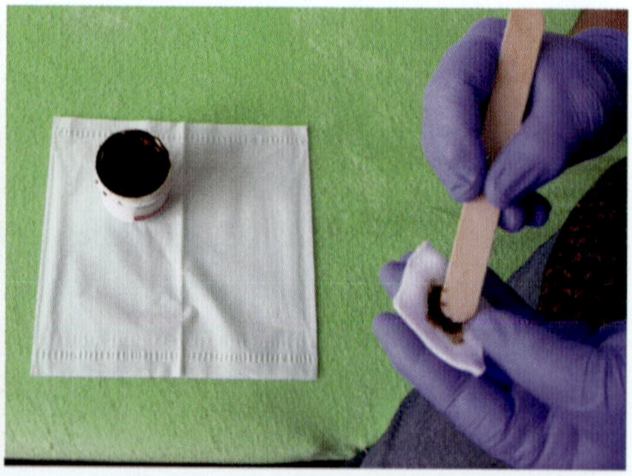

Auftragen der Cantharidensalbe auf einen Tupfer

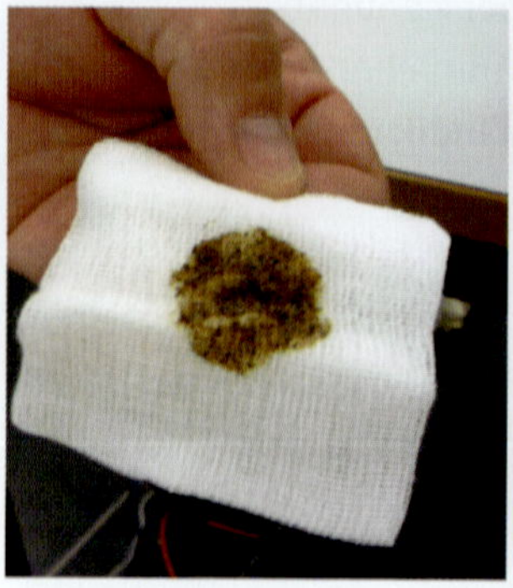

Tupfer mit aufgetragener Cantharidensalbe

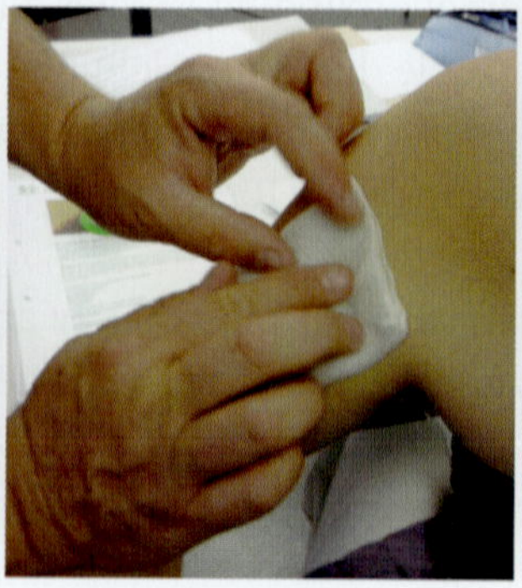

Aufsetzen des Tupfers mit Cantharidensalbe auf einen Schmerzpunkt am Oberarm

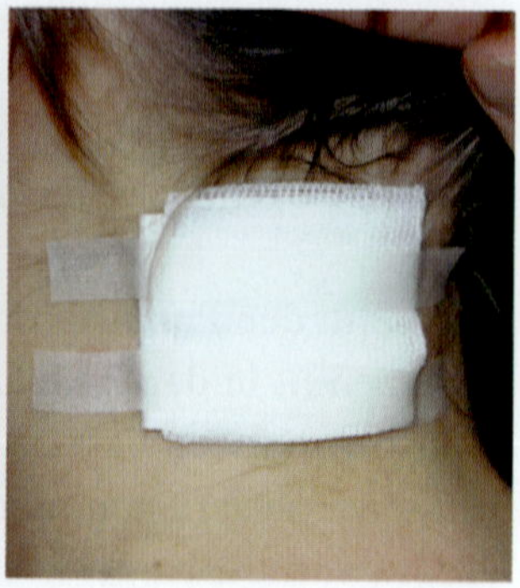

Fixierung des Tupfers

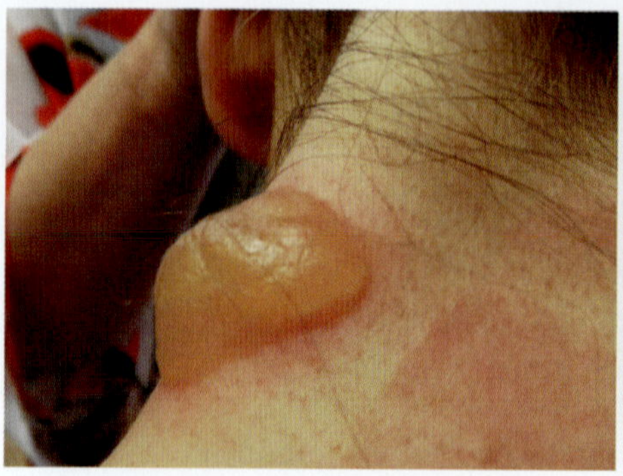

Gut ausgebildete Cantharidenblase am Hals

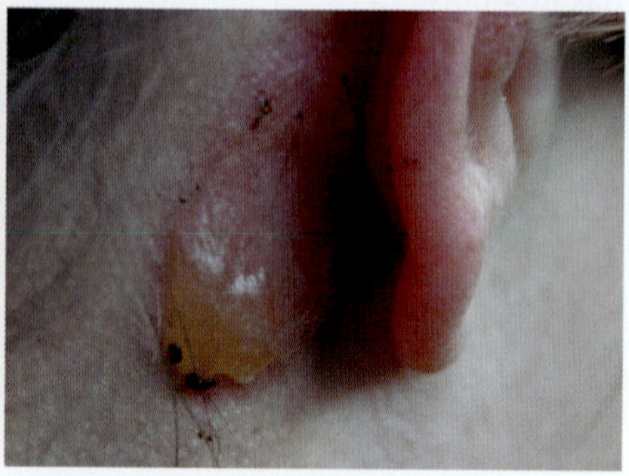

Cantharidenblase über dem Mastoid. Gut sichtbar sind die schwarzbraunen Reste der Cantharidensalbe

7.5.4 Technik und Ablauf der Anwendung

In der Regel wir nur eine einzige Cantharidenblase gesetzt mit einem Durchmesser von 2 bis 3 cm. In hartnäckigen Fällen kann die Blase auch max. 8 cm haben, z. B. über einer schmerzenden Schulter.

Vor dem Setzen des Cantharidenpflasters ist die entsprechende Hautstelle mit Isopropanol 70% oder einem anderen zugelassenen Hautdesinfiziens zu desinfizieren. Sämtliche verwendeten Instrumente müssen steril sein, ebenso das Verbandmaterial nach Eröffnung der Blase. Der Behandler sollte Gummihandschuhe tragen.

In entsprechenden Apotheken (siehe unten) erhältlich sind sogenannte «Cantharidenpflaster», bei denen der Wirkstoff bereits gleichmäßig auf eine Unterlage verteilt wurde. Daraus können einzelne Pflaster in der notwendigen Größe ausgeschnitten und mit der schwarzen Seite auf die zu behandelnde Hautstelle gelegt werden. Dies ist zwar die einfachste Variante. Erfahrungsgemäß trocknen die fertigen Pflaster aber relativ schnell ein und verlieren an Wirksamkeit. Ich habe daher immer mit Cantharidensalbe oder -paste gearbeitet, die bis zum Ablauf des Haltbarkeitsdatums stets voll wirksam bleibt.

Von dieser Salbe/Paste wird, z. B. mit einem Holz-Mundspatel, kreisförmig mit dem gewünschten Durchmesser eine dünne, gleichmäßige Schicht auf ein Stück Verbandmull aufgetragen, das dann auf das vorgesehene Hautareal gesetzt wird.

Anschließend wird darüber ein gut aufsaugender Mull gelegt und das Ganze mit Klebestreifen (z. B. Leukosilk) fixiert. Der Mull saugt ggf. den Blaseninhalt auf, falls sich die Blase spontan öffnet, was gar nicht selten vorkommt und auch die Wirkung nicht beeinträchtigt.

Nun wartet man in den meisten Fällen 10 bis 14 Stunden, in denen sich die Cantharidenblase entwickelt (z. B. über Nacht).

In einzelnen Fällen kann die Einwirkzeit auf bis zu 24 Stunden erweitert werden – dabei ist auf konstitutionelle Aspekte und Empfindlichkeit der Klienten achten. Bei Personen mit sehr empfindlicher Haut und auch bei Kindern erfolgt die Blasenbildung manchmal schon in der Hälfte der Zeit (nach 5 bis 7 Stunden).

Danach kommt der Patient zur Weiterversorgung wieder in die Praxis.

Diese Vorgehensweise sollte in die Terminplanung einfließen: Am besten setzt man das Pflaster am letzten Abendtermin und bestellt den Patienten zum ersten Termin am Vormittag des Folgetages zur Weiterversorgung wieder ein.

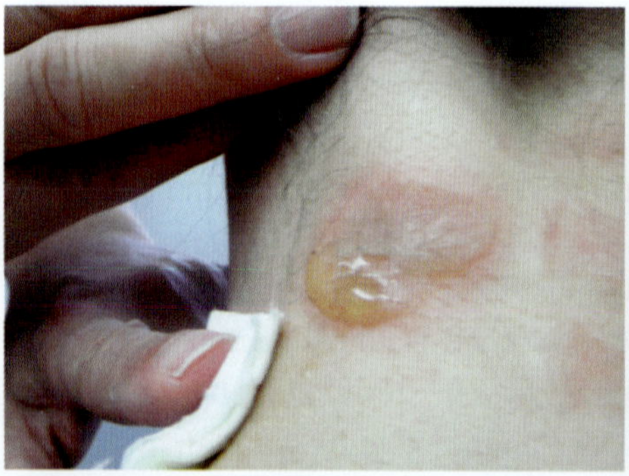

Weitgehend entleerte Cantharidenblase am Hals

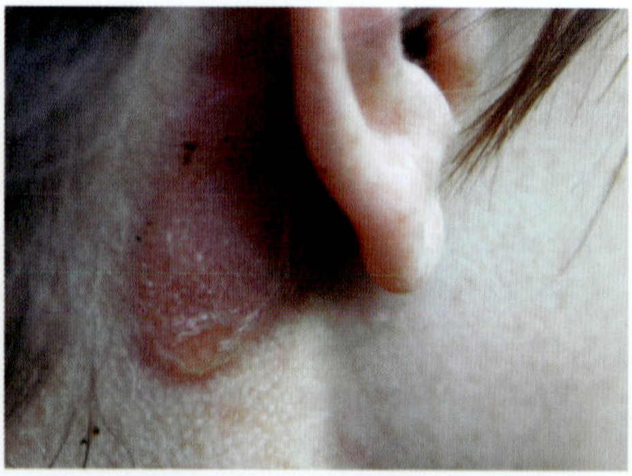

Entleerte Cantharidenblase über dem Mastoid

Nach der Einwirkungszeit entfernt man vorsichtig den Verband und das Cantharidenpflaster, unter dem sich eine Blase mit flüssigen, etwas gelblichen Inhalt gebildet hat. Wie gesagt: Manchmal öffnet sich die Blase spontan, dann ist der Inhalt vom Mull aufgesogen.

Jetzt sollten sehr vorsichtig evtl. verbliebene Salbenreste (kleine schwarzbraune ‹Krümel›) mit einem mit Isopropanol oder mit Olivenöl befeuchteten Tupfer entfernt werden, damit diese nicht weiter reizen oder in die entstehende Wunde gelangen können.

Anschließend nimmt der Behandler eine sterile Pinzette und reißt damit unten die Blase etwas auf, während er ein Stück Mull oder Zellstoff darunter hält, in das sich der Blaseninhalt dann ergießt. Alternativ kann man den Blaseninhalt auch absaugen, indem man die Blase mit einer großkalibrigen Kanüle (Nr. 1 oder 2) punkiert.

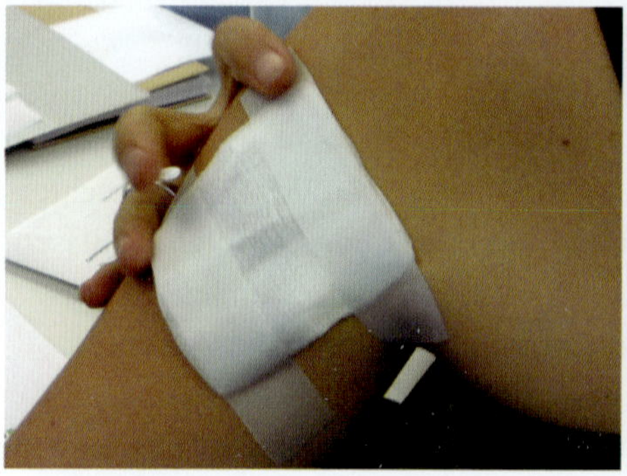

Wundversorgung einer Cantharidenblase am Arm

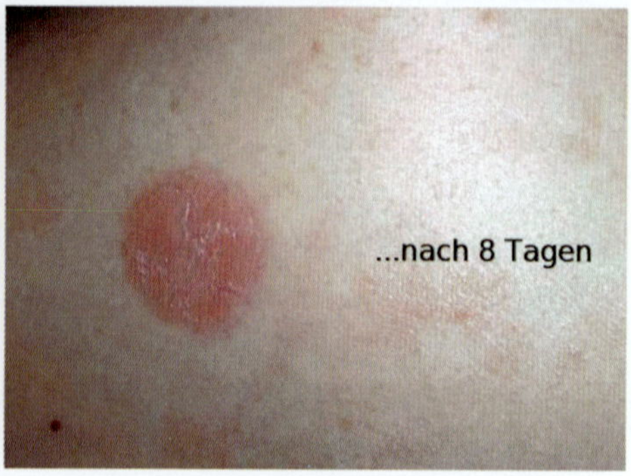

Reizfreie, voll epithelialisierte Cantharidenwunde am Rücken

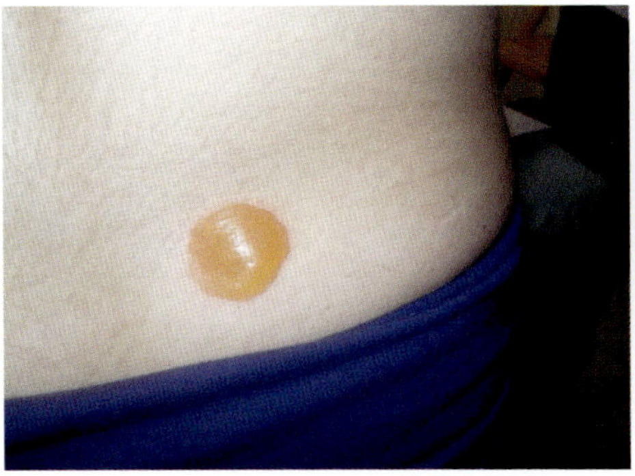

Cantharidenblase über dem rechten ISG

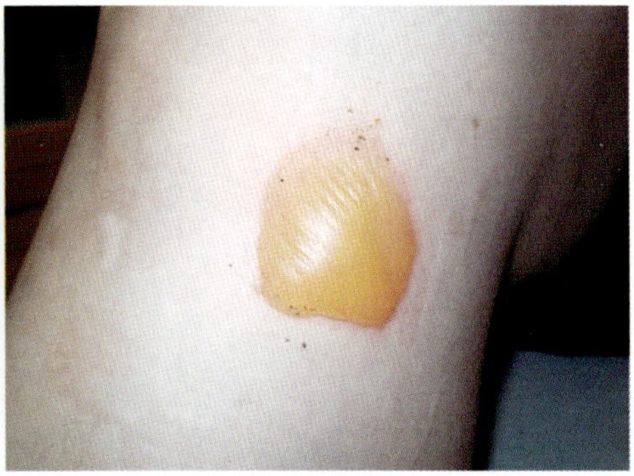

Cantharidenblase über einem Schmerzpunkt unter dem Knie

An diesem Punkt gibt es nun zwei Optionen:

1. Man lässt die Haut über der (inzwischen entleerten) Blase, dort wo sie ist, und macht einen Wundverband darüber. Diese Vorgehensweise ist weniger schmerzhaft für den Patienten, es besteht aber die Möglichkeit, dass sich die Öffnung wieder schließt und die weiter gesammelte Lymphe nicht mehr abfließen kann. Deshalb: Blase großzügig aufreißen! Die reflektorische Reizwirkung ist bei dieser Vorgehensweise geringer.

2. Man entfernt mit der Pinzette die gesamte Haut über der Blase und macht einen Wundverband darüber. Diese Vorgehensweise hat den stärksten ausleitenden und reflektorischen Reiz, ist aber etwas schmerzhafter (siehe unten).

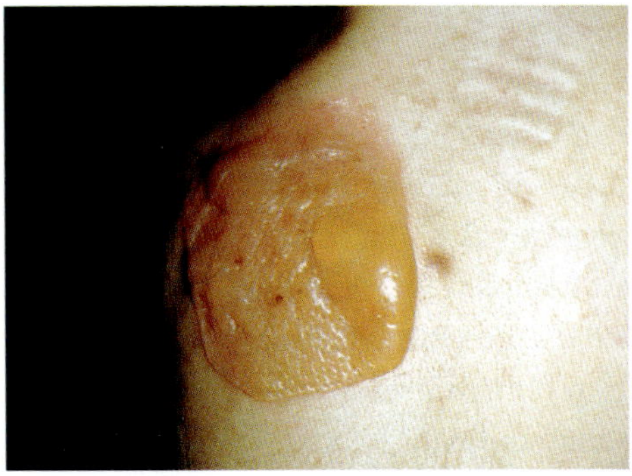

Sehr große Cantharidenblase über dem linken Schultergelenk

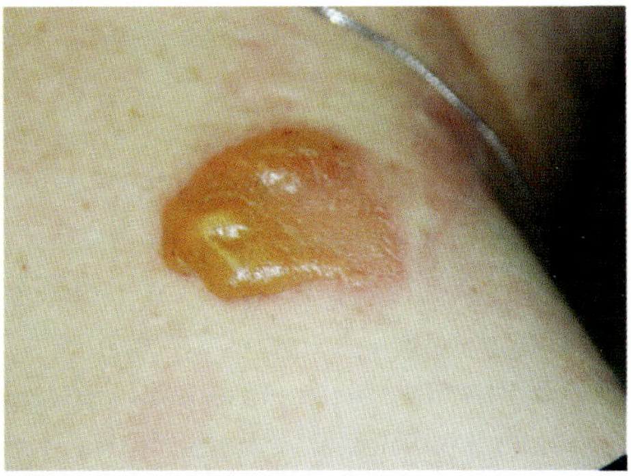

Cantharidenblase auf dem Reflexpunkt des Kopf-Lymphsystems am Trapeziusrand

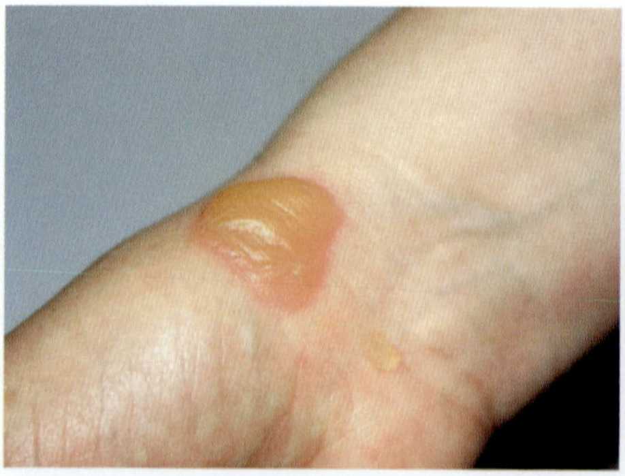

Cantharidenblase über dem Handgelenk. Die Blase ist bereits eröffnet, was man an dem herunter laufenden Tropfen Lymphflüssigkeit sieht.

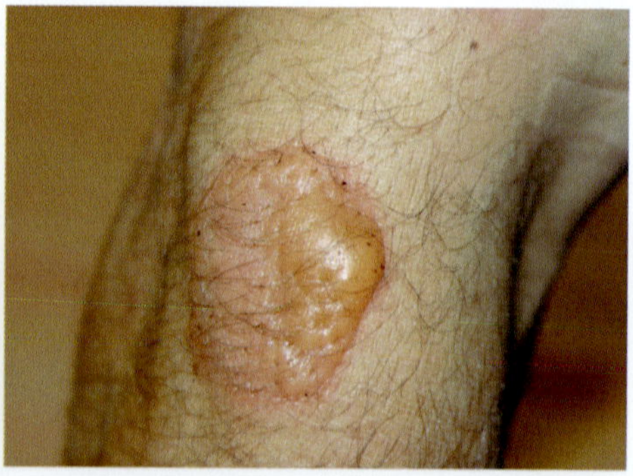

Cantharidenblase über dem Epicondylus lateralis humeri. Sehr effizient beim sog. «Tennisellbogen»

Für die Versorgung der Wunde bewährt sich Askina Pad, eine Wundauflage, die einseitig mit einer glänzenden Schicht versehen ist, die nicht mit der Wunde verklebt und damit verhindert, dass beim Verbandswechsel das neu gebildete Epithel wieder weggerissen wird.

Auf die glänzende Schicht wird reichlich Hamamelis-Salbe (z. B. Fa. Nestmann) aufgetragen und auf die Wunde gelegt. Darüber wieder ein Mull, der aufsaugt, was evtl. noch ‹nachläuft›. Fixieren mit Leukosilk.

Dieser Verband sollte über 3–4 Tage täglich erneuert werden. Danach hat sich in der Regel eine geschlossene neue Epithelschicht gebildet und die ehemalige Wunde kann an der Luft offen bleiben. Die Wundversorgung kann der Patient selbst übernehmen, wenn das notwendige Material mitgegeben wird. Er sollte aber angewiesen werden, sich umgehend in der Praxis zu melden, falls eine Entzündung entsteht. Eine leichte Rötung um die Wunde ist völlig normal.

Die Wunde heilt ohne Bildung einer Narbe innerhalb weniger Tage ab. Häufig bleibt aber an der behandelten Stelle für ca. drei Monate eine Hyperpigmentierung in Form einer rotbraunen Färbung bestehen, die aber ausschließlich kosmetisch relevant ist. Die Hyperpigmentierung blasst komplett wieder ab, so dass keinerlei sichtbare Spuren der Behandlung übrig bleiben. Der Patient sollte vor dem Setzen der Cantharidenblase auf diese Hautreaktion hingewiesen werden.
Erst nach kompletter Abheilung der Haut kann die Behandlung – falls notwendig – an der gleichen Stelle wiederholt werden.

7.5.5 Wahrnehmungen des Patienten

Der Patient sollte vor der Anwendung über die zu erwartenden Symptome informiert werden. Diese sind in der Regel:

Nach Setzen des Cantharidenpflasters:

Zunächst spürt der Patient nichts. Nach 1–3 Stunden entwickelt sich ein Brennen, das aber gut zu ertragen ist. Nach einigen Stunden (wenn sich die Haut über der Blase abgelöst hat und die Innervation unterbrochen wurde) hört das Brennen wieder auf.

Sollte der Brennschmerz unerträglich sein (Schmerz wird sehr individuell wahrgenommen …), soll der Patient das Cantharidenpflaster abnehmen und die gereizte Hautzone sanft mit Wasser reinigen. Die gewünschte Wirkung wird sich in dem Fall aber nicht einstellen …

Bei und nach der Eröffnung der Blase:

Das Aufreißen der Haut selbst ist schmerzfrei, weil die Epidermis nicht mehr innerviert ist (deshalb ist auch die Punktion mit einer Kanüle und die Entfernung der Haut schmerzfrei). Das unter der Blase frei werdende Gewebe ist aber sehr empfindlich, wenn nach Eröffnung der Blase Luft daran kommt. Diesen brennenden Schmerz kennt jeder, der bereits einmal eine Blase am Fuß/Zeh eröffnet hat, die durch einen schlecht passenden Wanderschuh entstanden ist.

Dieser Schmerz ist natürlich stärker, wenn die Epidermis über der Blase komplett entfernt wird. Nach Auflegen des Wundverbandes mit der Hamamelis-Salbe verschwindet der Schmerz rasch.

Die behandelte Hautstelle ist bis zur Abheilung noch etwas empfindlich, aber ansonsten schmerzfrei.

Fazit: Die Canthariden-Methode ist zwar nicht schmerzfrei, aber von einem Menschen mit normaler Sensibilität problemlos zu ‹ertragen›, zumal man den durch die Behandlung erzeugten kurzfristigen Schmerz in Relation sehen muss zu den lang bestehenden Schmerzen und Einschränkungen, die durch die Behandlung gelindert werden. Ich habe jedenfalls keinen einzigen Patienten erlebt, der danach gesagt hat: Das würde ich nie wieder machen lassen.

7.5.6 Weitere Optionen zur Verwendung der Lymphe

Das Setzen einer Cantharidenblase ist die einzige Möglichkeit, an eine nennenswerte Menge von «Eigenlymphe» zu kommen.

In der Literatur findet man den Hinweis, den Blaseninhalt i. m. zu injizieren. Dies mag zwar eine gewisse stimulierende Wirkung auf die interstitiellen Lymphfunktionen haben. Da diese Injektion aber nur ein Mal erfolgen kann, wird der Effekt überschaubar bleiben, denn solche konstitutionell ausgerichteten Therapiereize erfordern prinzipiell eine längerfristige Anwendung, um optimal wirken zu können.

Interessanter ist daher die Herstellung einer potenzierten Nosode Eigenlymphe aus einem Tropfen des Blaseninhaltes, die dann über längere Zeit oral eingenommen werden kann. Eine sehr interessante Therapieoption bei allen Manifestationen des skrofulösen Formenkreises!

Die Wirkungsweise und Zubereitung der Nosode ist im Buch «Humoralmedizinische Praxis», Band 1 ab S. 335 detailliert beschrieben.

7.5.7 Cantharidensalbe und -paste

Rezeptur der Cantharidensalbe der St. Afra Apotheke:

(Cantharidengehalt ca. 10%)

Cantharides pulv.	4,87 g
Terebinthina comm.	10,42 g
Ol. Therebinth.	10,42 g
Cera flava	6,95 g
Adeps lanae anhydr.	6,95 g
Vaselinum album	10,42

M. f. ungt.
«Cantharidensalbe»

Rezeptur der Cantharidenpaste der St. Afra-Apotheke:

(Cantharidengehalt ca. 27%)

Cantharides pulv.	13,39 g
Oleum Arachidis	5,83 g
Terebinthina communis	12,55 g
Cera flava	18,22 g

M. f. ungt.
«Cantharidenpaste»

Achtung: Sehr aggressiv! – Äußerste Vorsicht bei der Herstellung und Anwendung!

Die Cantharidenpaste ist aufgrund des deutlich höheren Cantharidengehaltes wirkungsstärker. Aber viel hilft nicht immer viel: Erfahrungsgemäß erreicht man mit der Cantharidensalbe eine ausgezeichnete Wirkung und hält die Reizwirkung auf die Nieren geringer.

Bezugsquelle siehe Kapitel 11.

7.5.8 Folgeerscheinungen

Die direkten, normalen Reaktionen und Erscheinungen beim Setzen einer Cantharidenblase sind oben beschrieben. Diese sollten in der Vorbereitung auf die Behandlung ausführlich mit dem Patienten besprochen werden, auch damit dieser weiß, was gewünschte bzw. was unerwünschte Reaktionen sind, um entsprechend kommunizieren zu können.

Die gewünschte Wirkung ist die Linderung der Beschwerden, wegen denen das Verfahren angewendet wurde. Diese Linderung setzt meist recht schnell, meist innerhalb weniger Tage ein. Eine Erstverschlimmerung tritt bei diesem Verfahren ausgesprochen selten auf.

7.5.9 Ungewöhnliche Reaktionen mit Gegenmaßnahmen

Bei sachgemäßer Anwendung sind unerwünschte Reaktionen und Komplikationen zwar sehr selten, können im Extremfall aber ernstzunehmend sein.

Wie bei jeder Wunde ist die häufigste Komplikation die Kontamination mit pathogenen Mikroorganismen, v. a. Bakterien (Staphylokokken, Steptokokken). Diese gelangen meist durch mangelhafte Hygiene beim Verbandswechsel oder durch unbeabsichtigte Wundberührung (Kratzen) in die Wunde und führen zu eitrigen Entzündungen, aus denen sich im Extremfall auch ein Erysipel oder eine Lymphangitis mit Sepsisgefahr entwickeln kann, die mit naturheilkundlichen Mitteln nicht mehr behandelbar ist. Hygiene bei der Wundversorgung hat daher oberste Priorität.

Ein weiteres Risiko liegt in allergischen Reaktionen auf einen der Inhaltsstoffe in der Cantharidensalbe. Im Extremfall kann dies zu einer anaphylaktischen Reaktion führen. Es ist daher vor der Behandlung anamnestisch zu klären, ob einer der Inhaltsstoffe als Allergen bekannt ist. In dem Fall muss auf die Canthariden-Methode verzichtet werden.

Sollte sich nach dem Setzen des Cantharidenpflasters ein starker, zunehmender Juckreiz entwickeln, evtl. auch generalisiert, ist das Pflaster sofort zu entfernen und die behandelte Hautstelle mit Wasser oder Isopropanol 70% zu reinigen.

Grundsätzlich ist zu empfehlen, in der Praxis ein Antihistaminikum bereit zu halten, etwa Cetirizin oder Dimetindenmaleat (Fenistil), denn allergische Reaktionen können prinzipiell durch jeden beliebigen in der Therapie verwendete Substanz ausgelöst werden.

Bei anaphylaktischer Reaktion sind unverzüglich die üblichen Notfallmaßnahmen durchzuführen. Zudem ist daran zu denken, dass allergische Reaktionen auf den Klebstoff des Pflasters nicht selten sind. Hierbei tritt rasch nach der Befestigung des Pflasters auf der Haut heftiger Juckreiz, Rötung und Schwellung der Haut unter dem Pflaster auf. Es empfiehlt sich daher grundsätzlich, hypoallergenes Verbandsmaterial zu verwenden.

7.5.10 Vorsichtsmaßnahmen / Kontraindikationen

Absolute Kontraindikationen:

- Bekannte Allergie auf einen der in der Cantharidensalbe, der Hamamelissalbe oder im Verbandsmaterial enthaltenen Stoff
- Starke Wundheilungsstörungen
- Neigung zu Wundinfektionen
- Immunsuppressive Medikation
- Anwendung auf Schleimhäuten
- Anwendung in unmittelbarer Nähe der Augen
- Psychotische Zustände. Diese können – bei entsprechender Veranlagung bzw. Vorgeschichte – durch alle Ab- und Ausleitungsverfahren ausgelöst bzw. verstärkt werden.
- Arterielle Verschlusskrankheiten (AVK)

Relative Kontraindikationen

- Anwendung in hygienisch problematischen Hautregionen
- Anwendungen in Situationen, in denen die bei der Wundversorgung notwendigen hygienischen Bedingungen nicht gewährleistet ist
- Starke Schmerzempfindlichkeit
- Starke Kreislauflabilität
- Psycho–vegetative Labilität
- Schwäche- bzw. Energiemangelzustände: Jede Ausleitung von Säften bedingt auch eine Reduzierung von physiologischer Wärme und Feuchtigkeit, was eine Dezimierung von Energiereserven bedeutet. Diese schwächende (kühlende) Wirkung ist allerdings bei blutausleitenden Verfahren deutlich ausgeprägter als bei phlegmausleitenden Methoden – muss aber

auch bei der Cantharidenbehandlung einkalkuliert werden, besonders bei Menschen mit melancholisch geprägtem Temperament bzw. Konstitution.

7.6 Blutegeltherapie (Hirudo-Therapie)

Das Setzen von Blutegeln (Hirudo verbana, Hirudo medicinalis, Plural: Hirudines) ist eine seit über 2000 Jahre bekannte Ausleitungs-Methode, die v. a. bei Krankheiten wirksam ist, in deren Pathophysiologie plethorische Zustände zentrale Bedeutung haben. Dabei hat die Methode sowohl lindernde Wirkungen auf die aktuelle Symptomatik als auch konstitutionell stabilisierende Effekte. Diese Wirkungen ergeben sich aus drei Mechanismen, die sich gegenseitig ergänzen:

1. Substanzen, die der Blutegel mit seinem Speichel in die von ihm erzeugte Wunde absondert. Dies ist ein bisher noch unvollständig definierter Cocktail von Substanzen, aus dem die Folgenden bekannt sind:

Hirudin	Blutgerinnungshemmend, hemmt die Thrombinbildung
Calin	Gerinnungshemmung zur Förderung der Nachblutung zwecks Wundreinigung
Eglin C	Antiphlogistische Gerinnungshemmung
Bdellin	Gerinnungshemmung
Apyrase	Thrombozythenaggregations-Hemmung
Hyaloronidase	Hemmung der interstitiellen Abwehrfunktionen
Histamin	Erweiterung der Gefäßpermeabilität, Entzündungsauslöser
Destabilase	Monomerisierende Aktivität; löst Fibrin auf: thrombolytisch
LDTI	Tryptase-Inhibitor; hemmt die proteolytschen Enzyme der Mastzellen des Wirtes
Inhibitor des Faktors Xa	Hemmt die Aktivität des Gerinnungsfaktors Xa durch Bildung eines äquimolaren Komplexes
Hemmstoff von Komponenten des Komplementsystems	Ggf. Ersatz beim Fehlen der natürlichen Hemmstoffe
Hemmstoff der Carboxypeptidase A	Erhöht den Bluteinstrom zur Bissstelle

In Kombination entsteht daraus gerinnungshemmende, antithrombotische, lymphflussaktivierende, antientzündliche und schmerzlindernde Gesamtwirkung.

2. Entstauende Blutausleitung durch das vom Egel während des Saugvorgangs aufgenommene Blut (ca. 5–20 ml) und v. a. durch die Nachblutung, die nach dem Abfallen des Blutegels über 10 bis 12 Stunden anhält und möglichst nicht unterdrückt werden sollte. Durch die Nachblutung entsteht ein weiterer Blutverlust von 50 bis max. 200 ml.
3. Kutiviszerale Wirkung über Reflexzonen, wie in Kap. 4.2 beschrieben.

Dieser Wirkmechanismus eröffnet die Möglichkeit, die Blutegel nicht an Stellen setzen zu müssen, die krankheitsbedingt wundheilungsgestört oder infektionsgefährdet sind (z. B. über Varizen am Unterschenkel, speziell bei Diabetes mellitus). Stattdessen können sie auf die entsprechende Reflexzone (bei genanntem Beispiel über das Kreuzbein) gesetzt werden, womit das Risiko für Folgeprobleme erheblich reduziert wird – bei guter gewünschter Wirksamkeit.

7.6.1 Humorale und energetische Wirkungsweise

Die Therapie mit Blutegeln hat ihren zentralen Wirkungsansatz am Blutsystem, d. h., es optimiert die humoralen Qualitäten der Blutflüssigkeit durch Ausleitung übermäßiger Feuchtigkeit und Schärfen. Damit werden die pathogenen Reizfaktoren beseitigt, die die regulative Dynamik der Blutgefäße stören. Deren Folge ist ein Tonusverlust im venösen Schenkel, der verantwortlich ist für passive Stauungszustände der Plethora spuria. Im arteriellen Schenkel manifestiert sich die Schärfenproblematik durch kongestive Zustände bis hin zum Gefäßspasmus.

Diese Mechanismen erklären die auf den ersten Blick widersprüchliche Wirkung der Blutegeltherapie: Sowohl arteriell spasmenlösend als auch venös tonussteigernd. Der zweite o. g. Aspekt der Blutausleitung spiegelt die humorale Wirkungsweise wider. Die antiödematöse und schwellungsreduzierende Wirkung der Blutegeltherapie ist Folge der Reduzierung der mit der Blutung ausgeschiedenen Feuchtigkeit.

Durch die Ausleitung von Wärme und Feuchtigkeit stellt die Blutegeltherapie einen deutlichen Eingriff in die gesamte Energiebilanz des Organismus dar. Das kann bei ‹vollblütigen›, säftereichen Patienten erwünscht und therapeutisch sinnvoll, aber für energie- und feuchtigkeitsarme Menschen kontraindiziert sein. Dies ist v. a. bei Personen mit melancholischer Prägung bzw. schwarzgalligen Schärfen unbedingt zu beachten. Gleiches gilt für Menschen mit anämischer Konstitution oder aktuell anämischen Zuständen.

7.6.2 Humorale Indikationen

Diese ergeben sich aus dem oben Beschriebenen. Daher ist es problematisch, die Blutegeltherapie nach rein klinischen Krankheitsnamen anwenden zu wollen. So ist z. B. klar zu differenzieren, ob eine Knierarthrose mit Schwellungen oder Gelenkerguss auf einer plethorischen Pathophysiologie entstanden ist (was eine ‹passende› Situation für eine Blutegeltherapie wäre) oder mit wenig ‹Substanz› der artikulären und periartikulären Gewebe und zudem ‹kalt› abläuft (was eine klare Kontraindikation der Blutegeltherapie wäre). Es ist also festzuhalten, dass besonders im Zusammenhang mit dem Setzen von Blutegeln die lokalen und konstitutionellen Zustände der Patienten unbedingt beachtet werden sollten – ansonsten kann es zu massiven lokalen oder generalisierten Problemen kommen. Unter Beachtung dieser Kriterien bestehen folgende Indikationen:

- Varikosis, Phlebitis, Thrombophlebitis
- Thrombosen
- Arterielle Hypertonie
- Plethorische und kongestive Kopfschmerzen/Migräne
- Chronische Schwindelzustände
- Tinnitus
- Arthrosen
- Arthritis
- Wirbelsäulensyndrome
- Diskopathien
- Lokalisierte akute und chronische Entzündungen (z. B. Tendovaginitis, Epicondylitis ...)
- Abszesse
- Neuralgien und im Nervenverlauf auftretende sonstige Schmerzen (z. B. Post-Zoster-Neuralgie)

Wirkungsweise der Blutegeltherapie in Kurzform

Säftebezug:	Sanguis
Organbezug:	Sämtliche organischen Elemente des Blutsystems
Wirkungsweise:	Kühlend, dämpfend auf die Wärme des Blutes
	Antiplethorisch, dekongestionierend, antiphlogistisch, resolvierend (zerteilend), attrahierend, spasmolytisch
	Kompensatorische Ausleitung v. a. cholerischer Schärfen

7.6.3 Einsatz in der Chirurgie

Besonders in der Replantations- und plastischen Chirurgie werden Blutegel eingesetzt, weil sie den Abbau von Hämatomen und Ödemen und zudem die Neubildung von Blut- und Lymphgefäßen fördern. Damit wird der Klärstrom aus dem Interstitium stimuliert, was durch Reinigung der Transitstrecke auch den Nährstrom optimiert – eine entscheidende Voraussetzung aller Regenerations- und Heilungsprozesse.

7.6.4 Allgemeine Gedanken zu Blutegeln

Auch wenn ihr Aussehen für viele Menschen nicht besonders attraktiv sein mag, sind Blutegel Mit-Lebewesen, die zudem von erheblichem therapeutischen Nutzen für uns Menschen sind. Es sollte daher selbstverständlich sein, sie möglichst ‹artgerecht› zu halten und bei der Anwendung tierfreundliches Verantwortungsgefühl und Respekt walten zu lassen.

7.6.5 Lieferung und Aufbewahrung

Die Bezugsquellen sind in Kapitel 11 aufgelistet. Geliefert werden Blutegel in einem gut verschlossenen Leinensäckchen, eingebettet in feuchte Schaumstoffschnipsel, das Ganze in einer Styroporbox. Beim Öffnen der Box werden Ihnen die Tiere also nicht frei entgegenkrabbeln, sondern sie können in dem Leinensäckchen leicht in das Blutegelglas umgesiedelt werden. Trotzdem sind Einmalhandschuhe bei der Versorgung der Egel ganz sinnvoll. Die Fa. Hirumed in der Schweiz liefert die Blutegel in Kunststoffbechern ‹schlafend› in einer Art Gel oder feuchtem Schaumstoffvlies. Falls Gel verwendet wurde, sollte dieses kurz abgespült werden, bevor die Egel ins Glas umgesiedelt werden.

Das Aufbewahrungsglas sollte ca. 1,5–2 Liter Wasser fassen und gut verschließbar sein. Blutegel finden sehr leicht Wege durch kleinste Löcher und Lücken um auszubüxen. Auch Lüftungslöcher von 3 mm Durchmesser in einem Schraubverschluss sind für kleine Blutegel kein Problem. Optimal ist ein kugelförmiges Glas («Egelauge»), das bei den Lieferanten von Blutegeln zu beziehen ist. Dieses hat einen schweren Glasdeckel, der das Gefäß egeldicht verschließt. In das Egelauge kommen einige Steine und frisches Wasser, das alle drei Tage gewechselt werden sollte. So kann man die Egel mindestens zwei Wochen Wochen (und mehr) aufbewahren, bevor sie zum ‹Einsatz› kommen.

7.6.6 Umgang mit Blutegeln und deren Anwendung

Blutegel sind keine blutrünstigen Monster, die sich sofort in jeder Haut verbeißen, sondern sensible Tiere, die nur unter für sie akzeptablen Bedingungen anbeißen und kräftig saugen. Das beginnt damit, dass sich die Egel nach der Lieferung mindestens einen Tag lang akklimatisieren sollten, bevor sie saugen dürfen. Was die Tiere nicht mögen, sind Parfümstoffe oder ätherische Öle auf der Haut. D. h., das betreffende Hautareal sollte am Tag der Blutegelbehandlung nur mit klarem Wasser gereinigt werden, ohne Verwendung von Seife, Duschbad oder Hautcreme. Zudem gibt es viele, manchmal nicht erkennbare Faktoren, die den Blutegeln den Appetit vermiesen. Dann beißen sie trotz Anwendung aller Tricks und Kniffe einfach nicht an. In solchen Fällen hat man aber trotzdem fast immer Erfolg, wenn man in die vorgesehene Bissstelle mit einer Blutlanzette einen kleinen Stich macht, aus dem ein Blutstropfen austritt und dort den Egel ansetzt. Der Geruch des Blutes ist in den meisten Fällen Animation genug, um auch beißfaule Egel dazu zu bringen, ihren Job zu machen.

Die Biebertaler Blutegelzucht bietet unter dem Handelsnamen ‹Hirutarget› einen Lockstoff an, der auf die Haut der vorgesehenen Bissstelleaufgetragen wird und die Egel animieren soll, dort anzubeißen. Über Erfahrungen damit kann ich bisher nicht berichten.

Um den Egel an den Ort zu bringen, an dem er beißen soll, holt man ihn mit Einmalhandschuh ‹bewaffnet› aus dem Aufbewahrungsglas und setzt ihn in ein kleines Schröpfglas. Dieses stellt man auf die anvisierte Hautstelle und wartet, bis der Egel angebissen hat. Wenn er sich festgesaugt hat, kann das Schröpfglas wieder entfernt werden. Ein festgesaugter Egel wird erst wieder loslassen, wenn er satt ist, oder wenn man ihn leicht reizt, damit er loslässt (siehe unten).

Eine andere Variante des Ansetzens erfolgt mit einer 10 oder 20 ml-Spritze, bei der man mit einem scharfen Messer den Boden mit dem Konus abgeschnitten hat, auf den ansonsten die Kanüle gesetzt wird. Bei zurückgezogenem Kolben setzt man den Egel in die Spritze und diese auf die vorgesehene Hautstelle. Nun kann man durch vorsichtiges Vorschieben des Kolbens den Egel sanft seinem Ziel entgegen schieben, wobei das Tier immer noch genügend Platz braucht, sich ggf. umzudrehen, denn er kann nur auf einer Seite beißen – und welche das ist, weiß man erst sicher, wenn er angebissen hat. Diese Technik benutze ich, wenn der Blutegel in einem eng begrenzten Hautareal saugen soll, z. B. über dem Processus mastoideus.

Haben alle Blutegel angebissen, ist Geduld gefragt. Es kann zwischen ca. 20 und 90 Minuten dauern, bis sie satt sind und von selbst von der Bissstelle abfallen. Vollgesaugte Egel können das 10-fache ihres ursprünglichen Körpervolumens erreichen und ähneln dann entfernt in Form und Größe einer Zigarre.

Während des Saugvorgangs kann man peristaltische Wellen beobachten, die vom Mund Richtung hinterem Ende laufen. Dabei fängt der Egel an zu ‹Schwitzen›, d. h. er sondert wässrige Flüssigkeit ab, die auch abtropfen kann. Die Saugaktivität und -dauer ist allerdings sehr unterschiedlich. Es gibt Egel, die sich in einer ‹Phase› rasch vollsaugen. Es gibt aber auch Egel, die mehrmals Pausen einlegen und es gibt solche, die von Anfang an sehr faul sind und festgesaugt Siesta halten, ohne erkennbar dicker zu werden. Verharrt er in diesem Zustand, kann man seinen ‹hinteren› Saugnapf sanft lösen (NICHT den Kopf an der Bissstelle!) und ihn ganz leicht bewegen – nicht zu sehr reizen, sonst lässt er los! Dementsprechend unterschiedlich ist der Zeitrahmen der gesamten Behandlung. Hat man mehrere Egel angesetzt, werden sie niemals gemeinsam abfallen. Deshalb läuft aus den Wunden der Egel, die früher abgefallen sind, bereits die Nachblutung, während die anderen Egel noch nicht fertig sind. Es ist daher sinnvoll, bereits bei Beginn der Behandlung saugfähige Unterlagen bereit- bzw. unterzulegen, damit Textilien nicht verschmutzt werden.

Sollte ein oder mehrere Blutegel nach ca. 1½ Stunden immer noch nicht spontan abgefallen sein, kann man ihn wie folgt entfernen: Man kann seinen ‹hinteren› Saugnapf sanft lösen und z.B. etwas Haushaltspapier oder eine Kompresse darunter schieben. Nun hält er sich nur noch mit seinem vorderen Saugnapf an der Bissstelle fest. Mit einem Alkohol-Tupfer streicht man kurz über den Egel oder kommt mit der mit Desinfektionsmittel getränkten ‹Spitze› eines Haushaltpapiers (o. ä.) in die Nähe seines Kopfes. In der Regel lässt er sich dann sofort fallen. Tut er es nicht, sollte man einen Moment warten, bis man es erneut versucht. Es muss vermieden werden, dass der Blutegel so stark gereizt wird, dass er erbricht, was zu einer Verunreinigung der Wunde mit Aeromonas führen kann (Gammaproteobakterien: Aeromonas hydrophila, Aeromonas caviae, Aeromonas veronii biovar sobria).

Wenn der Egel ‹losgelassen› hat, setzt man ihn in einen gut verschließbaren, zur Hälfte mit Wasser gefüllten Behälter, um die Alkoholreste abzuwaschen. Das erspart dem Egel weiteren Brennschmerz – schließlich ist auch er ein fühlendes Wesen. Für die Entsorgung eignen sich hervorragend Laborbecher für Urinproben mit Schraubverschluss.

Damit sind wir bei einem unerfreulichen Aspekt dieser Therapiemethode: Egel, die am Menschen gesaugt haben, müssen aus Gründen der Hygiene getötet werden, weil sie ggf. über Blut übertragbare Erreger (z. B. Hepatitis B&C, HIV) beim nächsten Biss auf einen anderen Menschen übertragen könnten. Die schonendste Methode, die Egel zu töten, besteht darin, den Becher mit den Egeln für 2 Tage in die Tiefkühltruhe zu stellen, wobei die Egel tieffrieren. Anschließend werden sie mit dem Hausmüll entsorgt.

Bis vor wenigen Jahren gab es die Möglichkeit, die benutzten Blutegel an die Züchter zurückzuschicken, damit sie den Rest ihres Lebens in einem «Rentnerteich» verbringen können. Diese Option wurde leider aufgegeben. Vielleicht gibt es ja etwas Adäquates irgendwann wieder …?

Obwohl einmal vollgesaugte Egel für mindestens ein halbes Jahr nirgendwo mehr anbeißen werden und zudem den nächsten Winter nicht überleben, dürfen sie nicht in öffentliche Gewässer ausgesetzt werden. Aussetzen von Blutegeln ist ein ‹Einbringen einer fremden Art› – und nicht erlaubt.

7.6.7 Technik der Anwendung

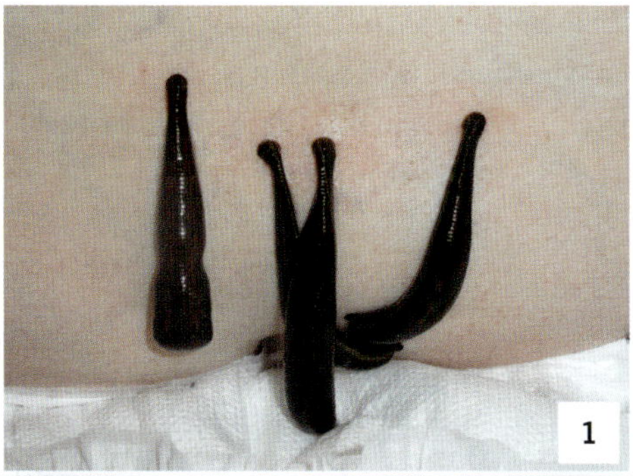

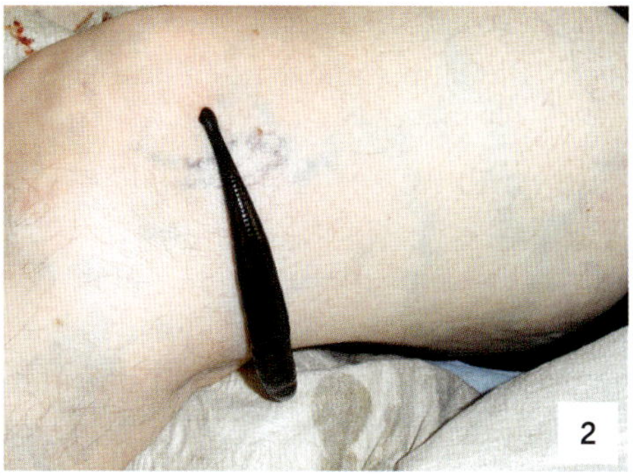

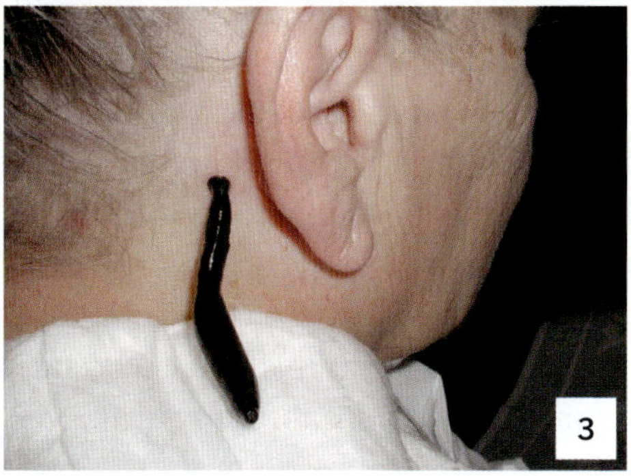

1: Blutegel über dem Kreuzbein. Dies ist (auch bei Patienten mit Wundheilungsstörungen und immunologischer Schwäche der Haut an den Beinen) eine reflektorische Anwendungsweise von Blutegeln bei allen entsprechenden Erkrankungen der unteren Gliedmaßen.

2: Blutegelbehandlung bei entsprechenden Schmerzen und Krankheiten des Knies. Unter der Bissstellesind gut sichtbar erweiterte Hautvenen, was (unabhängig von der Lokalisation), auf plethorische Zustände hinweist.

3: Blutegelbehandlung über dem Mastoid. Eine der wenigen Therapien, die auch Menschen mit dauerhaftem Tinnitus oder Schwindelzuständen Erleichterung bringen.

7.6.8 Versorgung der Nachblutung

Wie oben bereits beschrieben, gibt der Blutegel einen gerinnungshemmenden Enzymcocktail in die Bisswunde ab. Dieser führt dazu, dass nach Abfallen des Egels für 10 bis 14 Stunden Blut aus der Wunde sickert. Humoralmedizinisch gesehen, ist diese Nachblutung der wichtigste antiplethorische Effekt der Blutegeltherapie. Die Nachblutung darf aus folgenden Gründen nicht behindert werden, z. B. durch Druckverband:

- Die Nachblutung schwemmt die gerinnungshemmenden Enzyme aus der Wunde. Bleiben diese im Gewebe, kann sich eine Gewebenekrose entwickeln.
- Die Nachblutung schwemmt Keime aus der Wunde. Auch wenn ein ‹sauber› aufgewachsener Blutegel (und davon kann man bei den genannten Bezugsquellen ausgehen) keine pathogenen Keime in die Wunde trägt, ist er (wie jedes andere Lebewesen auch) nicht ‹steril›. Er besitzt eine Mikrobiota, die sein Verdauungssystem besiedelt. Deren Keime können bei extrem abwehrgeschwächten Personen evtl. zu Wundinfektionen führen.
- Die lang andauernde Blutung ist der wichtigste antiplethorische Effekt der Egeltherapie. Mit einer Unterdrückung der Nachblutung würde der zentrale gewünschte Effekt abgeschwächt bzw. verhindert.

Damit das Blut fließen kann, aber dennoch sicher aufgefangen wird, eignen sich hervorragend Einmal-Babywindeln oder Damenbinden als primäres Versorgungsmaterial. Sie saugen gut auf und verhindern mit der Kunststoff-Folie das Durchbluten nach außen. Je nach Ansatzgebiet der Egel können die Windeln in funktionsgerechte Teile geschnitten werden. Diese werden mit Fixierpflaster-Streifen (z. B. Leukosilk) auf der Haut befestigt. Das sieht zwar manchmal etwas ‹abenteuerlich› aus, erfüllt aber voll seinen Zweck, zumal ein solches Verbandspaket meist nur über Nacht notwendig ist. Es kann auch eine transparente Folie, wie sie häufig in der Chirurgie zur Wundversorgung zur Anwendung kommt, zur Fixierung der primären Wundauflagen verwendet werden. Die Folie ist wasserdicht und ermöglicht es dem Patienten, mit dem Verband zu duschen. Sie verhindert auch ein ‹Durchbluten› durch die Wundauflage. Die Polyurethanfolie stellt auch eine Barriere gegenüber Bakterien dar und minimiert so das Infektionsrisiko von außen. Nachteil: Sie ist relativ teuer…

Bei sehr starker Nachblutung muss das Verbandsmaterial evtl. nach einigen Stunden ausgetauscht werden. Ich gebe meinen Patienten daher immer ‹Verbandsmaterial› als Reserve sowie Klebestreifen mit.

Hat die Blutung aufgehört, ist es ausreichend, die Bisswunden für drei Tage mit etwas Hamamelis-Salbe und Wundpflaster zu versorgen. Danach ist in der Regel keine weitere Versorgung mehr notwendig.

Blutegelbisse brauchen erfahrungsgemäß 2–3 Wochen, bis sie komplett verheilt sind. In der Heilungsphase tritt häufig gelegentlicher Juckreiz auf. Der Patient sollte daher angewiesen werden, möglichst nicht zu kratzen. Das Risiko einer Wundinfektion durch pathogene Keime (Streptokokken, Staphylokokken), die durch Kratzen in die Wunde gebracht werden, ist größer als durch den Egelbiss selbst. Bei Patienten mit starkem Juckreiz empfiehlt es sich als ‹Selbstschutz›, die betreffenden Bisswunden so lang mit Wundpflaster zu versorgen, wie der Juckreiz besteht. Dabei sollte aber beachtet werden, dass auch Pflaster nicht selten zu Hautreizungen mit Juckreiz führen können…

Sind die Egelbisse verheilt, bleibt eine kleine ‹Mercedesstern-förmige› Narbe zurück, die aber nach ein paar Monaten kaum noch sichtbar ist. Auf diese, rein kosmetische ‹Langzeitfolge› sollte der Patient vor der Behandlung hingewiesen werden.

7.6.9 Ereignisse und Folgeerscheinungen der Blutegeltherapie

Hier zusammengefasst nochmals die Ereignisse/Symptome, die bei jeder komplikationsfreien Egeltherapie auftreten und über die der Patient informiert werden muss:

- Vor der Behandlung ist abzuklären, ob allergische Reaktionen auf Blutegel oder Hirudin (Venensalben!) bekannt sind. Falls ja: Keine Blutegeltherapie durchführen!
- Beim Anbeißen des Egels spürt man einen stechenden, schneidenden Schmerz, maximal wie etwa bei einem Wespenstich.
- Dieser Schmerz lässt rasch nach und der Patient spürt das pulsierende Saugen des Egels. Gelegentlich tritt dabei vorübergehend auch wieder ein Stechen auf, weil die Egel die Bißwunde vertiefen.
- Die Zeitdauer der Behandlung ist nicht vorkalkulierbar. Sowohl der Patient als auch der Therapeut sollten daher 2 bis 2,5 Stunden einplanen. Am besten die letzte Sprechstunde am Abend oder der erste Termin am Morgen, um allenfalls am Abend desselben Tages die Wundversorgung zu kontrollieren.
- Die Nachblutung dauert 10–14 Stunden, sollte also am nächsten Morgen von selbst wieder aufgehört haben.

- Nach der Behandlung wird der Patient mit einem dicken Paket aus Einmalwindeln oder Damenbinden versorgt, manchmal auch in gut sichtbaren Körperbereichen – z. B. am Hals nach Blutegelbehandlung über dem Proc. mastoideus. Ein Theaterbesuch o. ä. ist damit nicht zu empfehlen … ;-)
- Die Wunde muss hygienisch einwandfrei versorgt werden
- Sekundäre Wundinfektionen durch Verunreinigung oder Kratzen ist zu vermeiden
- Die Wundheilung dauert länger als z. B. nach einer Schnittverletzung
- Der Egelbiss hinterlässt langandauernd, teilweise dauerhaft eine sternförmige Narbe.

7.6.10 Ungewöhnliche Reaktionen mit Gegenmaßnahmen

- Unerträglich starker Schmerz beim Anbeissen des Egels → Egel sofort entfernen, wie oben beschrieben.
- Lokale oder generalisierte allergische Reaktionen (bis zur Anaphylaxie) während der Behandlung → Egel sofort entfernen, wie oben beschrieben. Allergie-Notfallmaßnahmen.
- Nachblutung stoppt nach 14 Stunden nicht spontan → Hochdosierte Gabe eines pflanzlichen Hämostypticums (Styptysat Plus Drg., Capsella bursa pastoris ø, Millefolium ø).
- Infektion der Bisswunde → Entzündungsmittel (z. B. Agnus castus (22) Kpl. Nestmann, Echinacea (65) Kpl. Nestmann, Aqua silicata (69) Kpl. Nestmann, Thapsia (168) Kpl. Nestmann. Wundsalbe (z. B. Retterspitz Wund- und Heilsalbe, Hametum Salbe). Wickel/Auflagen mit Rivanol.
- Massivere Schwellungen nach Behandlung stellen meist keine Komplikation dar, sondern lediglich eine verstärkte Nachwirkung: In diesen Fällen hilft Apis D6 bis C30.
- Übermäßig starke Blutung eines oder mehrerer Bissstellen nach dem Loslassen des Egels: Bevor ein Druckverband in Erwägung gezogen wird, sollte ein Schröpfkopf über der Bissstelle angesetzt werden. Dieser füllt sich zwar schnell (*Achtung:* Das Blut gerinnt im Unterschied zum blutigen Schröpfen in diesem Fall nicht!) und ist dadurch nicht ganz ‹leicht› zu entfernen. Aber durch die Sogwirkung und das raschere Ausschwemmen der gerinnungshemmenden Enzyme wird die Blutung schnell auf ein ‹normales› Maß reduziert.

In schweren Fällen einer Wundinfektion ist Antibiose notwendig. Es sei aber auch an dieser Stelle vermerkt, dass in meiner Praxis in über 30 Jahren Arbeit mit Blutegeln keines der genannten Probleme jemals aufgetreten ist...

7.6.11 Vorsichtsmaßnahmen/Kontraindikationen

Absolute Kontraindikationen:

- Medikation mit Antikoagulanzien
- Genetisch determinierte Blutungsneigung
- Bekannte Allergie gegen einen der Blutegel-Wirkstoffe (besonders Hirudin)
- Manifeste Anämie
- Arterielle Verschlusskrankheiten
- Erosive Gastritis und andere gastrointestinale Blutungen
- Immunsuppression

Relative Kontraindikationen:

- Anwendung in hygienisch problematischen Hautregionen
- Anwendungen in Situationen, in denen die bei der Wundversorgung notwendigen hygienischen Bedingungen nicht gewährleistet ist.
- Anwendung am Bein bei Patienten mit chronisch venöser Insuffizienz (Egel direkt auf die Krampfadern[9]), Diabetes mellitus oder sonstigen Erkrankungen, bei denen die Immunkompetenz und die Wundheilungsfähigkeit eingeschränkt ist. In solchen Fällen sollten die Egel auf der Reflexzone über dem Kreuzbein angesetzt werden. Die Wirkung ist auch hierbei vorhanden, aber die genannten Probleme sind nicht zu erwarten.
- Starke Schmerzempfindlichkeit
- Ausgeprägte Kreislauflabilität
- Psycho–vegetative Labilität
- Anämische Konstitution
- Schwäche- bzw. Energiemangelzustände: Jede Ausleitung von Säften bedingt eine Reduzierung von physiologischer Wärme und Feuchtigkeit, was eine Dezimierung von Energiereserven bedeutet. Diese schwächende (kühlende) Wirkung ist bei der Blutegeltherapie deutlich ausgeprägt. Besonders bei konstitutionell kalten und trockenen Menschen (Melancholikern) bzw. in solchen Krankheitszuständen muss individuell abgeklärt

9 Mir ist bewusst, dass ich mit dieser Warnung anderen Autoren widerspreche... ich halte sie dennoch für notwendig – sie ist begründet...

werden, ob eine Blutegeltherapie sinnvoll ist oder andere Therapieverfahren besser ‹passen›. Die Auswahl in der TEN ist schließlich groß genug …

- Schwangerschaft

7.6.12 Material-Liste für Blutegel-Behandlungen

Die folgenden Gegenstände sollten griffbereit sein, bevor Sie mit dem Setzen der Blutegel beginnen:

- Blutegel in größerer als vorgesehener Menge (falls einer nicht anbeisst…)
- Einmal-Handschuhe
- Blutlanzetten (bei Bedarf, s. o.)
- Kleines Schröpfglas oder abgeschnittene Injektionsspritze zum Ansetzen der Egel
- Undurchlässige Krankenunterlagen
- Zellstoff (um ggf. das Blut aus den Bissstellen der ‹schnelleren› Egel aufzufangen)
- verschließbarer Urinbecher (für die vollgesaugten Egel)
- Einmal-Windeln oder Damenbinden
- Fixierpflaster, hypoallergen
- Schere zum Zuschneiden der Windel oder sonstigem Verbandmaterial
- Evtl. transparente Folie zur Fixierung der primären Wundauflagen

Für die sekundäre Versorgung:

- Sterile Tupfer
- Hypoallergenes Wundpflaster in diversen Größen (z. B. Hansaplast Soft)
- Hamamelis-Salbe (z. B. Hamamelis-Salbe Nestmann, oder Hametum)
- Pflanzliches Hämostypticum

7.7 Aderlass

Aderlässe waren für Hufeland eine der zentralen Methoden, um ‹sthenische› Zustände – heute spricht man von ‹Hyperkinese› – zu dämpfen. Die Differenzierung zwischen Krankheitszuständen mit gesteigertem Wärmeprinzip (= gesteigerte Dynamik) und Pathophysiologien mit reduzierter Wärme (= defizitäre Dynamik), was als Hypokinese (bei Hufeland Hypo- oder Asthenie) bezeichnet wird, war für Ärzte des Mittelalters aber offensichtlich nicht selbstverständlich, denn Aderlässe wurden derart exzessiv durchgeführt, dass viele Kranke daran starben. Das fragwürdige Prinzip der ‹Standardisierung› als Qualitätsmerkmal scheint also nicht nur eines der großen ungelösten Probleme der heutigen konventionellen Medizin zu sein, sondern zieht sich durch die Medizingeschichte. Aber auch das aus den vielen Aderlass-Toten des Mittelalters resultierende Verbot dieser Methode ist ebenso wieder eine unsinnige Standardisierung – nur in die andere Richtung…

Voraussetzung für die sinnvolle Anwendung ist auch hier wieder die entsprechende diagnostische Fragestellung. Es ist mit den in der TEN-Praxis üblichen diagnostischen Methoden definitiv keine unlösbare Frage, ob ein Aderlass bei einem Patienten indiziert oder kontraindiziert ist.

7.7.1 Humorale und energetische Wirkungsweise

Wie jede blutentziehende Maßnahme *kühlt* der Aderlass einerseits übermäßige humorale Hitze (meist durch gelbgallige Schärfen), andererseits reduziert er auch *Feuchtigkeitsüberschuss*. Dabei wirkt er stets systemisch auf den Gesamtorganismus und somit erst sekundär auf die verschiedenen Organsysteme. Daraus lässt sich ableiten, dass Aderlässe in erster Linie konstitutionsbeeinflussend wirken.

7.7.2 Wirkung auf das interstitielle System

Der relativ rasche Verlust von Blutvolumen beim Aderlass wird reflektorisch sofort kompensiert, indem im Interstitium eingelagerte Feuchtigkeit ins Blutsystem überführt wird. Mit der Feuchtigkeit werden aber auch Metaboliten (Überschuss-Säfte, Schärfen) aus dem Interstitium in die Fließsysteme geleitet und so den Ausscheidungsorganen zugeführt. Es handelt sich also auch hierbei um eine Aktivierung des Klärstroms, der durch Entlastung der Transitstrecke sekundär auch den interstitiellen Nährstrom und alle anderen Funktionen der Systems der Grundregulation verbessert.

7.7.3 Humorale Indikationen und Kontraindikationen

Ist die aktuelle Pathophysiologie und die konstitutionelle Situation von übersteigerter Wärme und Feuchtigkeit geprägt (plethorische, hydrogenoide Zustände/Konstitutionen mit cholerischer Schärfenbelastung, aber auch kongestive Zustände), sind Aderlässe – in vernünftigem Maß – ausgesprochen sinnvolle und effiziente Verfahren, um die humorale Gesamtsituation zu verbessern und zu stabilisieren. Liegt aber eine aktuelle oder konstitutionelle Pathophysiologie vor, die auf mangelnder physiologischer Wärme (Kälte) und/oder defizitärem physiologischem Feuchtigkeitsprinzip (melancholische Zustände) beruht, ist ein Aderlass absolut kontraindiziert und kann tatsächlich bedrohliche Folgen haben. Aber diese Differenzierung gehört zur täglichen Routine eines TEN-Therapeuten – auch für andere Behandlungsmethoden …

7.7.4 Indikationen

Sind die oben beschriebenen humoralen Voraussetzungen erfüllt, ergeben sich für Aderlässe folgende Indikationen:

- Arterielle Hypertonie (plethorisch und hydrogenoid induziert)
- Plethorische und kongestive Kopfschmerzen, Migräne, Schwindel, Tinnitus
- Hyperkinetische Herz-Syndrome
- Plethorische und kongestive zustände im Lungenkreislauf
- Plethorische Zustände im Pfortadersystem (→ Leber; → Milz)
- Kompensatorische Ausscheidung bei Hypo-/Amenorrhoe (v. a. nach Hysterektomie)
- Plethorische und kongestive klimakterische Zustände
- Varikosis, Hämorrhoiden
- Plethorisch bedingte Wirbelsäulen-Syndrome
- Plethorische Stauungszustände in den Beinen
- Muskel- und Gelenkrheuma, Gicht
- Manifestationen der allergischen Diathese
- Hämochromatose

7.7.5 Technik der Anwendung

Heute wird man nicht mehr mit einem Messer eine Beinvene eröffnen und das Blut in einen Eimer laufen lassen, sondern man wird mit einem «Butterfly» (z. B. Venofix) mit einer Nadelstärke 1,1 mm eine mit Stauschlauch gestaute Armvene punktieren und das Blut über einen Infusionsschlauch in ein Gefäß leiten.

Eine leicht praktikable Option ist die Verwendung einer Vakuumflasche, wie sie üblicherweise bei der Ozon-Infusionstherapie verwendet wird. In die Flasche sticht man ein handelsübliches Infusionsbesteck. *Achtung:* Der Durchflussregulator am

Schlauch muss beim Durchstechen des Gummiverschlusses geschlossen sein, sonst löst sich das Vakuum in der Flasche sofort auf…

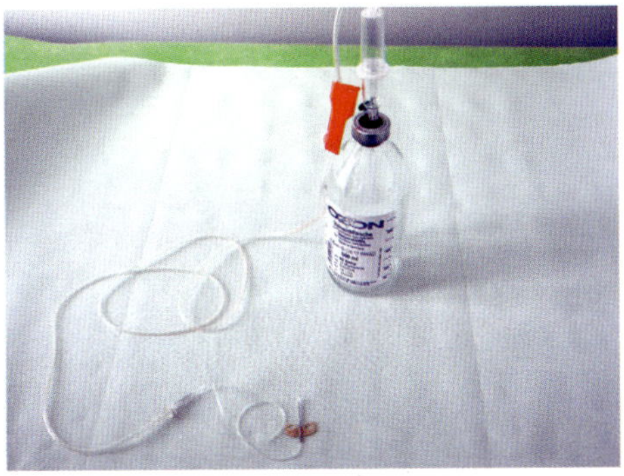

Vakuumflasche mit Infusionsbesteck und Butterfly-Kanüle

Auf die andere Seite des Infusionsbestecks kommt der o. g. Butterfly, mit dem die Vene punktiert wird. Nach Lösen der Stauung kann man durch vorsichtiges Öffnen des Durchflussregulators am Schlauch des Infusionsbestecks den Blutfluss in die Vakuumflasche kontrollieren. Dabei sollte der Unterdruck im Schlauch nicht so stark sein, dass der Plastikschlauch kollabiert und den Blutfluss ‹abklemmt›. Lieber etwas langsamer laufen lassen! Ist die vorgesehene Blutmenge in der Flasche erreicht (was man auf der Skala auf dem Etikett leicht sehen kann), zieht man einfach die Kanüle aus der Vene und lässt die Punktionsstelle mit einem Tupfer für 4-5 Minuten abdrücken.

Das restliche Vakuum in der Flasche zieht das noch im Schlauch vorhandene Blut in die Flasche. Auf diese Weise läuft der Aderlass quasi in einem geschlossenen System ab, der Therapeut kommt mit dem Blut nicht in Berührung. Das Blut koaguliert in der Flasche und kann so inkl. Glasflasche im Restmüll entsorgt werden.

In meiner Praxis wurden die Aderlässe immer mit dieser Vakuumflaschen-Methode durchgeführt, weil es bequem und sauber ist und man nicht mit ‹offenem› Blut hantieren muss. Auch die Reinigung der verwendeten Gefäße entfällt.

Ein Argument, das gegen diese Methode spricht, ist die Tatsache, dass der Patient das Blut nicht ‹laufen lässt›, sondern es wird aktiv aus der Vene gezogen. Es ist daher nicht wirklich ein Aderlass, sondern ein ‹Aderzug›. Die Wirksamkeit hat das aber nicht erkennbar beeinflusst… Bei (früheren) Versuchen, das Blut durch einen Schlauch passiv ablaufen zu lassen, hat sich hingegen immer wieder das Problem ergeben, dass die Kanüle oder der Schlauch durch das koagulierende Blut rasch verstopfte und deshalb manchmal nur 50 ml Blut entnommen werden konnten. Das Problem ließ sich nur mit einer wesentlich dickeren Kanüle (Strauß-Kanüle 1,5 oder 1,8mm) beheben, was aber für den Patienten deutlich schmerzhafter ist.

Für die abzunehmende Blutmenge gibt es keine Pauschalregel, denn das entscheidende Kriterium ist die körperliche Statur und die konstitutionelle Situation des Patienten. Weiter unten werden die verschiedenen Arten des Aderlasses beschrieben. Bei einem großen, schweren Mann können 500 ml Blut abgenommen werden, was allgemein als Maximalmenge zu sehen ist. Bei kleineren, leichteren

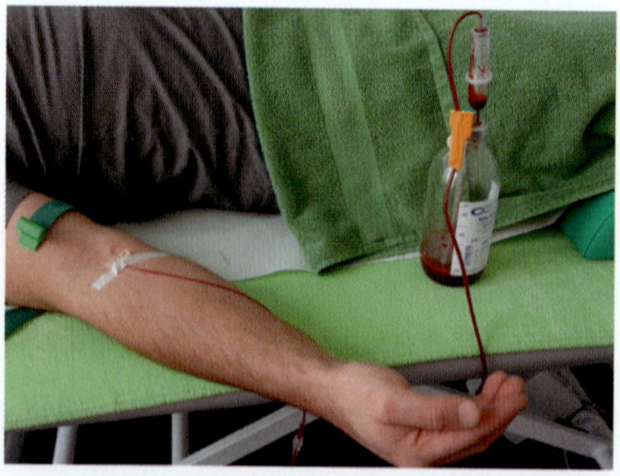

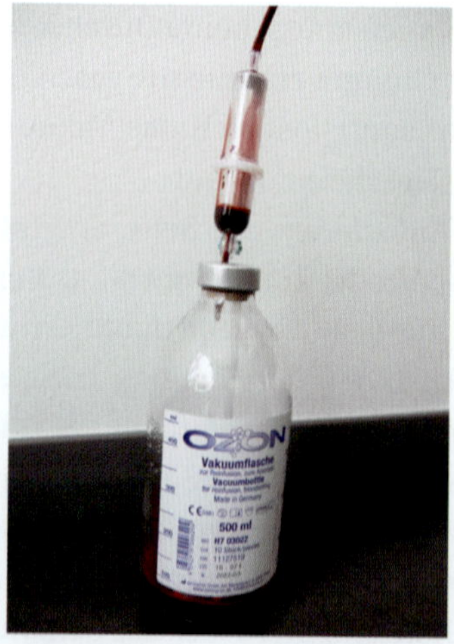

***Oben:** Aderlass in der Anwendung. (Die Flasche wurde aus fototechnischen Gründen auf die Liege gestellt, idealerweise stellt man sie auf den Boden, damit das Blut leichter fließt.)*
***Rechts:** Sich mit Blut füllende Vakuumflasche während des Aderlasses*

Patienten ist eine Abnahmemenge von 150 ml ausreichend. In den meisten Fällen wird die Blutmenge von 200 bis 300 ml gute therapeutische Wirkungen zeigen. Da auch der Aderlass zu den umstimmenden Reiztherapien zählt, der Impulse zur Reorganisation der Gefäßmotorik setzt, kann auch hierbei nicht die Devise sein: Viel hilft viel…
Einige Berufskollegen berichten, dass sie mit einigen, monatlich wiederholten ‹kleinen-Aderlässen› mit jeweils 50 ml gute therapeutische Resultate erzielen.

Für Kollegen, denen die Routine mit Aderlässen noch fehlt, kann empfohlen werden, mit einer Entzugs-Blutmenge von 200 ml zu arbeiten. Damit sind hypotone Kreislaufkomplikationen während und nach dem Aderlass nahezu ausgeschlossen (außer, der Patient ist psychisch extrem labil).

Jeder Aderlass ist auch ein Stimulus für die blutbildenden Organe. Daher können zu häufig wiederholte Aderlässe evtl. kontraproduktiv bei sehr ‹vollblütigen› Menschen sein. Aderlässe sollten nicht häufiger als einmal im Quartal wiederholt werden.

7.7.6 Verschiedene Arten des Aderlasses

Großer Aderlass: Kommt bei einem plethorischen Füllezustand zum Einsatz.

Aus einer großen Vene, meist in der Ellenbeuge, werden beim großen Aderlass ca. 350–550 ml Blut entnommen (zum Vergleich: Blutspende: ca. 450ml)[10].

10 Statt einen Aderlass durchzuführen, kann man dem Patienten auch zur Blutspende raten. Leider wird aber bei Hypertonikern, für die ein Aderlass/Blutspende therapeutisch ausgesprochen hilfreich wäre, die Blutspende aus unerfindlichen Gründen abgelehnt…

Ein ‹kleiner Aderlass› kann (die grundsätzliche Indikation vorausgesetzt) auch bei energetisch geschwächten Patienten angewendet werden. Beim kleinen Aderlass werden ca. 50–100 ml entnommen.

Der ‹Mikroaderlass› kommt bei lokalen Prozessen zur Anwendung, um Säfte- und Energiestauungen auszuleiten.

Mit einer Blutlanzette wird das betroffene Areal, nachdem es gründlich desinfiziert wurde, mehrmals perforiert, bis es zu einem kontinuierlichen Blutfluss kommt. Die Menge variiert je nach Größe des betroffenen Areals zwischen 1 und 5 ml.

Sonderform, in Anlehnung an die TCM:
Mikroaderlass am Ohr oder auf Akupunkturpunkten.

Akupunkturnadel (Stärke 0,2 … 0,3 mm) wird am zu behandelnden Areal bzw. Akupunkturpunkt gesetzt und in der Regel sofort wieder entfernt. Es treten meist nur wenige Blutstropfen aus. Manchmal kann es auch erforderlich sein, die Akupunkturnadel ein paar Minuten, wie bei einer normalen Akupunkturbehandlung, im Punkt zu lassen und dann zu entfernen.

Die Wirkung erfolgt reflektorisch im entsprechenden Gebiet. Lokal lassen gestaute Blutgefäße in der Haut die Indikation für einen Mikroaderlass erkennen. Wo die Platzverhältnisse es zulassen, kann als Alternative aus der TEN auch ein blutiger Schröpfkopf auf den entsprechenden Akupunkturpunkt gesetzt werden.

7.7.7 Ereignisse und Folgeerscheinungen der Aderlass-Therapie

Hier zusammengefasst die Ereignisse/Symptome, die bei jedem komplikationsfreien Aderlass auftreten und über deren mögliches Auftreten der Patient informiert werden sollte:

- Der Stich mit der Kanüle kann Schmerzen bereiten.
- Bei schlecht aufzufindenden Armvenen muss evtl. mehrfach gestochen werden, um eine gut verwendbare Vene zu finden.
- Nach dem Aderlass kann an der Punktionsstelle ein Hämatom entstehen. Dem kann am besten vorgebeugt werden, wenn der Patient nach Entfernung der Kanüle für 4–5 Minuten kräftig einen Tupfer auf die Punktionsstelle drückt, ohne den injizierten Arm abzuwinkeln.
- Nach dem Aderlass kann als ‹Anpassungsschwierigkeit› des Kreislaufs für wenige Stunden Müdigkeit und Schwächegefühl auftreten, was aber von selbst wieder verschwindet. Hilfreich ist ein Glas Wasser bzw. eine Tasse Kaffee oder Schwarztee nach dem Aderlass.

7.7.8 Ungewöhnliche Reaktionen mit Gegenmaßnahmen

- Kreislaufkollaps während oder nach dem Aderlass: Patient mit erhöhten Beinen hinlegen, kreislauftonisierende Tropfen (z. B. Korodin auf Würfelzucker), evtl. kreislaufstabilisierende Infusion, Wasser trinken lassen.
- Psychogen ausgelöste Krise während oder nach dem Aderlass: Lagerung wie oben, psychisch stabilisierendes, angstlösendes Mittel geben (z. B. Sabadilla Kpl. Nestmann).

7.7.9 Vorsichtsmaßnahmen / Kontraindikationen

Absolute Kontraindikationen:
- Medikation mit Antikoagulanzien
- Genetisch determinierte Blutungsneigung
- Manifeste Anämie

Relative Kontraindikationen:
- Starke Schmerzempfindlichkeit
- Ausgeprägte Kreislauflabilität
- Psycho–vegetative Labilität
- Anämische Konstitution
- Schwäche- bzw. Energiemangelzustände: Jede Ausleitung von Säften bedingt eine Reduzierung von physiologischer Wärme und Feuchtigkeit, was eine Dezimierung von Energiereserven bedeutet. Diese schwächende (kühlende) Wirkung ist beim Aderlass deutlich ausgeprägt. Besonders bei konstitutionell kalten und trockenen Menschen (Melancholikern) bzw. bei solchen Krankheitszuständen muss kritisch überprüft werden, ob ein Aderlass überhaupt die gewünschte Wirkung erzielen kann. In jedem Fall sind in solchen Fällen nur sehr kleine Blutmengen zu entnehmen.

7.8 Mandelabsaugverfahren

7.8.1 Wirkungsweise

Dieses Verfahren wurde von dem Internist und Neurologen Heinrich Roeder (1866–1918) entwickelt und wird daher auch als «Mandel-Roedern» bezeich-

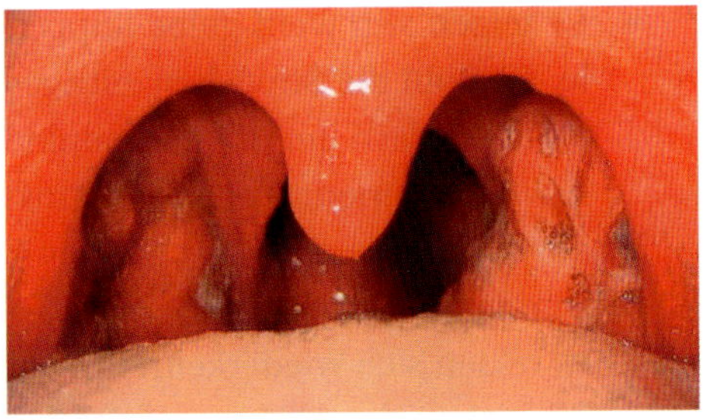

Chronische Tonsillitis

net. Roeder war die Bedeutung der Tonsillen als zentrale Elemente des Lymphsystems im Kopf-Hals-Bereich bekannt. Die Lokalisation der Rachen- und Gaumenmandeln ermöglicht das unmittelbare ‹Abtasten› sowohl der Atemluft als auch von Speisen und Getränken auf potenziell pathogene Faktoren (besonders pathogene Mikroben) und ermöglicht ggf. schnelle immunologische Reaktionen darauf. Diese Reaktionen laufen entweder lokal in Form von Tonsillitiden ab und/oder es werden reflektorisch Immunreaktionen des ‹restlichen› lymphatischen Systems des Körpers in Gang gesetzt. So gesehen ist das lympho-epitheliale System der Tonsillen und des übrigen lymphatischen Rachenrings die Zentrale des Kopf-Lymphsystems. Dessen Funktions- und Leistungsfähigkeit hat entscheidende Bedeutung für die konstitutionelle Stabilität und damit Effizienz des gesamten Abwehrsystems. Umgekehrt haben aber v. a. chronische Entzündungen der Tonsillen auch negativen Einfluss auf das gesamte Abwehrverhalten des gesamten Organismus. Als Folge einer solchen tonsillären ‹Fokalbelastung›[11] können sich Krankheiten in entfernten Geweben bzw. Organen manifestieren, ohne dass der pathofunktionelle Bezug zu den Mandeln direkt erkennbar ist. Chronische Entzündungen der Tonsillen sind – neben der Trias Schleimhaut/Lymphsystem/Mikrobiom des Darms und eitrigen Granulomen an Zähnen – wichtige und häufig vorkommende Herde. Eine chronische Tonsillitis ist häufige Folge der wiederholten antibiotischen Behandlung rezidivierender akuter Tonsillitiden und zeigt sich durch folgende Symptome:

- Über Monate bestehende, mehr oder weniger ausgeprägte Schmerzen beim Schlucken, v. a. morgens und abends. Tagsüber bestehen häufig keine Schmerzen.
- Die Schleimhautfalte vor den Gaumenmandeln (Arcus palatoglossus) hat blau-rote, livide Färbung.
- Häufig sind die Lymphknoten im Kieferwinkel etwas vergrößert und druckschmerzhaft – ein- oder beidseitig.
- Die Oberflächen der Tonsillen sind zerklüftet.

11 Fokus: Herd, Störfeld. Ein Fokus ist ein chronisch entzündetes, in seinen Regulations- und Kommunikationsprozessen gestörtes Gewebe, das Krankheitserscheinungen in anderen Geweben/Organen auslöst, ohne selbst mit nennenswerter Symptomatik ‹aufzufallen›. Entgegen der Auffassung der konventionellen Medizin muss ein Fokus kein mikrobieller Streuherd sein.

- Es zeigen sich weiß-gelbe Stippchen an verschiedenen Stellen der Tonsille. Obwohl die Stippchen ‹eitrige› Farbe haben, handelt es sich nicht um Eiter, sondern um Abbauprodukte aus Lymph- und Schleimhautzellen sowie Bakterien, was als Detritus bezeichnet wird. Dieser füllt die Krypten der Mandeln und wird an deren Oberfläche als Flecken mit ca. 2-5 mm Durchmesser sichtbar.
- Es bilden sich wiederkehrend Mandelsteine: Harte Pfröpfe aus Detritus, der sich in den Krypten der Mandeln verdichtet. Mandelsteine lösen sich entweder spontan aus dem Mandelgewebe oder sie können mechanisch, z. B. mit Wattestäbchen herausgedrückt werden – oder aber mit dem hier beschriebenen Absaugverfahren entfernt werden. Der geradezu ekelhafte Geruch der Mandelsteine lässt erahnen, wie groß die bakterielle Belastung in den Krypten der Tonsillen ist.
- Häufige Folge ist gesteigerte Anfälligkeit gegen Infekte aller Art, die sich auch z. B. als chronisch rezidivierende Sinusitis oder Bronchitis manifestieren kann.

Bei einer chronischen Tonsillitis besteht das Problem, dass das lymphoepitheliale Gewebe der Mandeln bzgl. seiner physiologischen Leistungsfähigkeit nicht nur stark eingeschränkt ist, sondern selbst eine nicht unerhebliche Belastung für das Immunsystem darstellt. In einer solchen Situation wird sich irgendwann die Frage stellen, ob es für die gesundheitliche Gesamtsituation nicht vorteilhafter ist, die Gaumenmandeln operativ zu entfernen, als langfristig der Fokalwirkung entgegen therapieren zu müssen – was nicht gelingen wird.

Aber: Zwischen den Optionen ‹Abwarten und Beobachten› und Tonsillektomie kennt die TEN eine Fülle von Therapiemöglichkeiten – von denen das Tonsillen-Absaugverfahren eine ist. Ansonsten ist eine langfristige antiskrofulöse Konstitutionstherapie notwendig. Hierzu sei auf Kapitel 10 im Buch «Humoralmedizinische Praxis», Band 1 verwiesen, speziell auch auf die Eigenbluttherapie.

Es hat sich bewährt, bei entsprechenden Patienten eine Therapiephase von etwa 6 Monaten anzusetzen. Gelingt es in dieser Zeit, die natürliche Funktionsfähigkeit des tonsillären Systems zu reaktivieren, erübrigt sich die Tonsillektomie. Ist aber die Zerstörung des immunaktiven Gewebes so weit fortgeschritten, dass keine Rekonsolidierung mehr möglich ist, sollten die Gaumenmandeln entfernt werden.

Das Mandel-Absaugverfahren verfolgt im Wesentlichen drei Therapieziele:

- Absaugen von Detrituspfröpfen und/oder Mandelsteinen aus den Krypten. Damit wird eine tiefgreifende Entlastung von pathogenen Mikroben (v. a. Bakterien) erreicht.

- Der mechanische Reiz bedingt eine (Re-)Aktivierung akuter Abwehrprozesse. Anders ausgedrückt: Der mechanische Reiz führt die chronische Entzündung zurück in eine akute Form – das evolutionär erfolgreichste ‹Grundelement› eines jeden Abwehrprozesses.
- Die Optimierung der Funktionsfähigkeit des ‹Lymphzentrum des Kopfes› stabilisiert sämtliche Lymphfunktionen im Organismus. Somit kann das Mandel-Absaugverfahren Element der Konstitutionstherapie sein.

7.8.2 Technik der Anwendung

Man benötigt ein «Tonsillen-Absaugbesteck nach Roeder». Das sind Glasröhren mit einem um 90° abgewinkelten Trichter. Auf das Glasrohr wird ein Gummiball aufgesetzt, mit dem der notwendige Unterdruck erzeugt wird.

Geliefert wird ein Set mit verschieden großen Trichtern, für verschieden große Tonsillen. Die Absaugrohre aus Glas sind selbstverständlich nach jeder Verwendung vorschriftsgemäß zu sterilisieren.

Besonderheit: In dem Rohr des Absaug-Besteckes befindet sich ein Luftloch, dessen praktische Sinnhaftigkeit sich mir bisher nicht erschlossen hat. Angeblich dient es dazu, den Unterdruck besser regulieren zu können. Tatsächlich aber erschwert es die Handhabung sogar, denn es ist in der Kürze der Behandlung und nicht in jeder Situation möglich, das Luftloch mit einem Finger zu verschließen oder zu öffnen. Aus diesem Grund habe ich das Luftloch immer mit einem Streifen Fixierpflaster verschlossen. Der Unterdruck wird dann durch Zusammendrücken und Loslassen des Gummiballs reguliert.

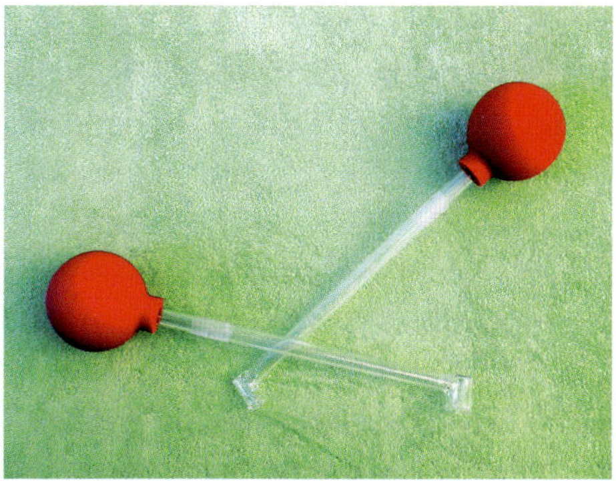

Mandelabsaugbesteck mit abgeklebten Luftlöchern

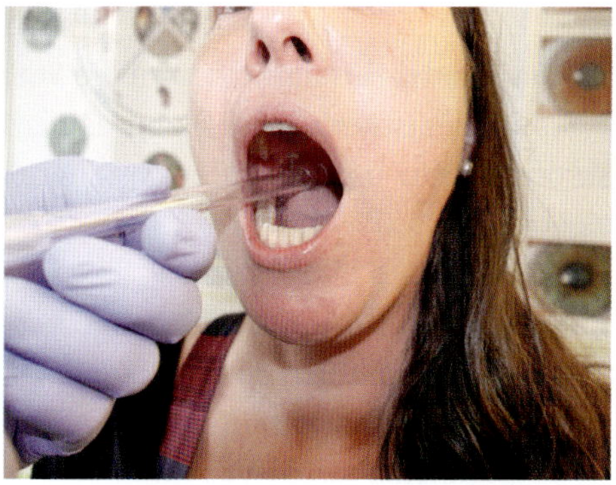

Anwendung des Mandel-Absaugverfahrens

Neben dem Absaugbesteck leistet eine LED-Stirnlampe gute Dienste, weil man so den Mund ausleuchten und trotzdem mit beiden Hände arbeiten kann.

Der Patient sitzt auf einem Stuhl und öffnet den Mund so weit als möglich und wird angewiesen, möglichst entspannt durch die Nase zu atmen. Der Behandler fährt mit dem Absaugbesteck in den Mund, setzt den Trichter auf eine Tonsille und presst den Gummiball 3–4 Mal rasch zusammen und lässt ihn wieder los. Dann zieht er das Absaugbesteck wieder aus dem Mund und reinigt den Trichter von dem abgesaugten Material. Danach folgt die andere Seite auf gleiche Weise.

Das ganze Prozedere muss innerhalb weniger Sekunden ablaufen, denn es wird beim Patienten schnell und fast immer ein Brechreiz (Würgen) ausgelöst. Bis es tatsächlich zum Erbrechen kommt, sollte die ganze Prozedur bereits vorbei sein.

Wenn sich der Behandler nach dem Absaugen einer Mandel vorsichtig mit der Nase dem Trichter nähert, bekommt man einen eindrucksvollen olfaktorischen Eindruck davon, wovon der Patient soeben befreit wurde...

Das Absaugen der Mandeln sollte im Abstand von etwa zwei Wochen wiederholt werden. In den meisten Fällen wird es ausreichen, die Behandlung insgesamt drei, bis maximal vier Mal durchzuführen. Die Menge des abgesaugten Detritus ist bereits beim zweiten Mal meist deutlich geringer.

Zusätzlich können die Tonsillen auch mit einem Watteträger bzw. einem entsprechend langen Wattestäbchen leicht massiert werden. Der Effekt kann arzneilich unterstützt werden, indem man die Watte mit einem Lymphmittel tränkt. Dazu eignen sich die Präparate, die in Kapitel 7.9.3 aufgeführt sind.

Was, im Gegensatz zu früher, heute nicht mehr gemacht wird, ist das ‹Schlitzen› der Tonsillen mit einem Skalpell, um durch die Blutung eine stärkere Ausscheidung zu bewirken.

7.8.3 Humorale Indikationen

Da das Mandel-Absaugverfahren die Stabilität und Leistungsfähigkeit des gesamte Lymphsystems verbessert, kann es als Element einer Konstitutionstherapie bei Skrofulose eingesetzt werden, v. a. der torpiden Form.

7.8.4 Klinische Indikationen

- Chronische Tonsillitis
- Stippchen auf den Krypten
- Mandelsteine

- Infektanfälligkeit
- Alle Sekundärerkrankungen einer tonsillären Fokalbelastung, besonders rheumatischer Formenkreis
- Manifestationen des allergischen Diathese (bei Tonsillenbeteiligung)

7.8.5 Ereignisse und Folgeerscheinungen des Mandel-Absaugverfahrens

Zusammengefasst die Ereignisse/Symptome, die bei jeder komplikationsfreien Anwendung des Verfahrens auftreten und über die der Patient informiert werden muss:

- Das Verfahren ist für den Patienten unangenehm bis schmerzhaft, es wird in jedem Fall ein Würgereiz ausgelöst. Da der Absaugprozess aber nur wenige Sekunden dauert, ist das in der Regel gut zu ertragen – auch wenn danach die eine oder andere reflektorische Träne fließt.
- Nach dem Absaugen der Mandeln werden leichte bis mittelmäßige Schmerzen beim Schlucken auftreten. Diese können ein bis zwei Tage anhalten und sind positiv zu bewertender Hinweis darauf, dass *akute* Abwehrprozesse der Tonsillen in Gang gesetzt wurden.
- Gelegentlich entstehen nach dem Absaugen kurz dauernde harmlose Blutungen, weil kleine Blutgefäße eröffnet werden, die aufgrund der chronischen Entzündung ohnehin vermehrt und gestaut sind. Tritt eine solche Blutung auf, ist dies als antiplethorischer Reiz zu werten, der zusätzlich heilungsfördernd wirkt.

7.8.6 Ungewöhnliche Reaktionen mit Gegenmaßnahmen

- Prinzipiell kann durch das Absaugverfahren die chronische in eine akute Tonsillitis überführt werden. Diese ist dann naturheilkundlich wie jede andere akute Tonsillitis zu behandeln. Es sollte nach Möglichkeit aber eine antibiotische Behandlung vermieden werden, weil das dem gewünschten Therapieeffekt diametral zuwiderlaufen würde, indem die Chronifizierung und die damit verbundene konstitutionelle Destabilisierung gefördert wird.
- In sehr seltenen Fällen kann eine intensivere Blutung auftreten, was aber meist auf die Einnahme von Antikoagulanzien zurückzuführen ist. In einem solchen Fall sollte hochdosiert ein pflanzliches Hämostyptikum gegeben werden (siehe Blutegeltherapie).

7.8.7 Vorsichtsmaßnahmen / Kontraindikationen

Absolute Kontraindikationen:

- *Akute* Tonsillitis
- Immunsuppressive Therapie
- Behandlung mit Zytostatika
- Antikoagulationstherapie (ASS ist kein Problem)
- Genetisch determinierte Blutungsneigung

Relative Kontraindikationen:

- Starke Schmerzempfindlichkeit
- Extreme Brechreizneigung
- Psycho–vegetative Labilität

7.9 Nasale Reflextherapie (Nasen-Roedern)

7.9.1 Physiologische Hintergründe

Basis dieser Behandlungsmethode ist die Erkenntnis, dass auch die Nasenschleimhaut reflektorische Verbindungen zu anderen Organsystemen besitzt und daher für eine Reflextherapie genutzt werden kann.

Anatomisch wird der Nasenraum durch die beiden Nasenmuscheln in drei Gänge eingeteilt, in die mittels eines mit Nasenreflexöl getränkten Watteträgers, mechanische und pharmakologische Reize gesetzt werden.

Den Nasengängen werden folgende reflektorische Wirkungen zugeordnet:

Oberer Nasengang	Riechepithel Schleimhaut der Stirnhöhle Nasenschleimhaut allgemein Lunge und Bronchialsystem
Mittlerer Nasengang	Schleimhaut der Kieferhöhle Alle Verdauungsdrüsen Schleimhäute des Darms (inkl. GALT) Organe unter dem Zwerchfell Nasenschleimhaut allgemein

Unterer Nasengang	Schleimhaut des Nasopharynx Tonsilläres System Urogenitalsystem: V. a. regulative Prinzipien des Menstruationszyklus und der Fortpflanzungsfunktionen Nasenschleimhaut allgemein

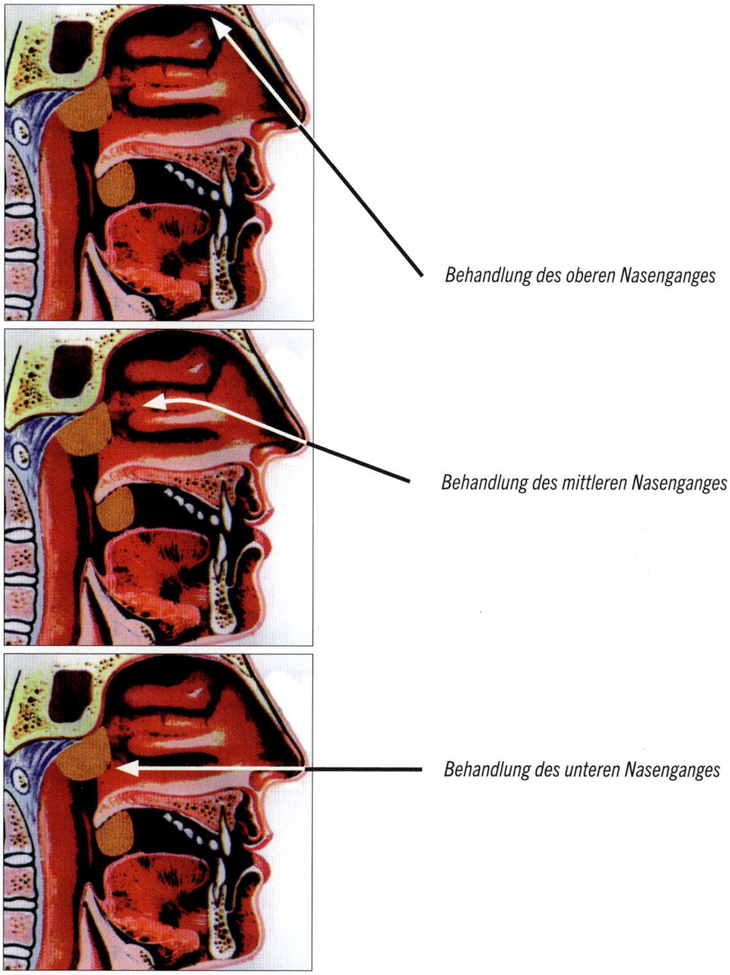

Nasen-Reflex-Therapie – «Nasen-Roedern»

Die Indikationen dieser Methode ergeben sich aus den in der Tabelle aufgeführten Wirkungsverbindungen. Dabei stehen pathofunktionell hypokinetische sowie chronisch-entzündliche und degenerative Krankheiten und Syndrome dieser Organsysteme im Zentrum.

Humoralmedizinisch steigert das Verfahren das Wärmeprinzip und regt die Feuchtigkeits-/Lymphbewegung an – und damit die Ableitung von Schärfen, sowohl lokal als auch in den reflektorisch verbundenen Organen.

Die Nasenreflextherapie ist als vorwiegend symptomorientiert wirkender Aspekt eines Gesamt-Therapiekonzeptes zu verstehen.

7.9.2 Technik der Anwendung

Verwendet werden handelsübliche Wattestäbchen, bei denen aber jeweils vor der Anwendung überprüft werden sollte, ob die Watte fest sitzt. Das ist in jedem Fall sehr wichtig, damit die Watte sich nicht bei der Anwendung löst und dann hinten in der Nase festsitzt, wo sie nur schwer wieder zu entfernen ist.

Die Watte wird mit einem milden Nasenreflexöl getränkt. Alternativ kann auch ein Metall-Watteträger verwendet werden, auf dem eine Wattespindel mit ca. 5 mm Durchmesser fixiert wurde.

Die zu behandelnde Person sitzt auf einem Stuhl und bekommt ein Papiertaschentuch in die Hand. Der Behandler steht hinter ihm und fixiert den Kopf des Patienten mit der linken Hand sanft an der Stirn oder am Kinn. Dann führt er mit der rechten Hand das Wattestäbchen parallel zum Nasenrücken in die Nase ein und schiebt es sanft vorwärts in den oberen Nasengang, indem er es sanft vor- und zurück schiebt. (Bei Linkshändern wird es umgekehrt günstiger sein – ausprobieren!).

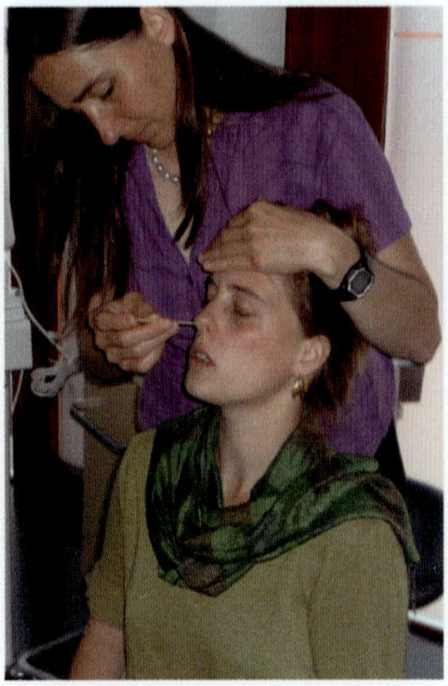

Anwendung der nasalen Reflextherapie

Sobald deutlicher Widerstand auftritt, darf das Wattestäbchen nicht weiter vorgeschoben werden. Direkt im Anschluss erfolgt die Behandlung des mittleren Nasengangs. Den erreicht man, indem man mit dem Wattestäbchen das Nasenloch sanft etwas anhebt und das Stäbchen waagrechter Richtung vor- und zurück schiebt. Dort wird man meist bereits deutlich tiefer in die Nase vordringen können als im oberen Nasengang.

Danach folgt der untere Nasengang. In diesen gelangt man, indem das Wattestäbchen schräg nach unten in Richtung Übergang zwischen Schädel und Atlas schiebt – auch wieder mit vor- und zurückschiebenden Bewegungen. Dort gelangt man bei den meisten Menschen bis zu den Choanen in den Nasopharynx, d. h. das Wattestäbchen kann in voller Länge hineingeschoben werden. Auf diese Weise werden nacheinander beide Nasenseiten behandelt.

Die gesamte Behandlung sollte pro Nasenseite eine Minute nicht überschreiten.

Die nasale Reflextherapie kann nach entsprechender Anleitung auch vom Patienten selbst durchgeführt werden. Da die Anwendung so häufiger als in der Praxis gemacht werden kann, sind die Ergebnisse besser und der Patient lernt wieder etwas mehr ‹Selbsthilfe› und therapeutische Eigenständigkeit kennen.

7.9.3 Wirkungsweise und deren Modifikationen

Die Wirkung dieser Methode beruht auf der mechanischen Reizung der Schleimhaut, die durch die ätherischen Öle des Nasenreflexöls verstärkt wird. Eine mechanische Reizung auf die Nasenschleimhaut ist nicht physiologisch, d. h. der für den Organismus ‹unbekannte› Reiz wird eine nicht zu unterschätzende Wirkung haben.

Noch intensiver bzw. spezifischer kann die Nasenreflextherapie sein, wenn man statt des ‹unspezifisch› hyperämisierend wirkenden Nasenreflexöls ein Arzneimittel verwendet, das die konstitutionelle und/oder symptomorientierte Wirkungsrichtung des Gesamt-Therapiekonzeptes unterstützt. Es versteht sich von selbst, dass hierfür keine Arzneimittel auf alkoholischer Basis verwendet dürfen. D. h., es müssen Präparate auf der Basis von physiologischer Kochsalzlösung sein. Dies ist bei sämtlichen Injektionspräparaten der Fall. Der Inhalt von Ampullen aus injizierbaren potenzierten Einzel- oder Komplexmitteln kann problemlos auch für die Nasenreflextherapie verwendet werden Beispiel: Infi-Myosotis Amp. (Firma Infirmarius). Bei pflanzlichen Injektionsmitteln muss auf evtl. vorhandene Unverträglichkeiten geachtet werden.

Gute Erfahrungen habe ich auch mit den Sankombi Tropfen der Firma Sanum-Kehlbeck gemacht, das ebenfalls auf der Basis von Kochsalzlösung hergestellt wird. Der Wirkungsbereich dieses Mittels ist der gesamte skrofulöse Formenkreis, zu dem die meisten Indikationen gehören, für die die Nasenreflexbehandlung zum Einsatz kommt. Weitere Optionen sind Augentropfen-Präparate, insbesondere solche mit Euphrasia (Augentrost), denn diese Pflanze ist ein Lymphmittel für das gesamte Lymph- und Schleimhautsystem des Kopfes – zu dem auch die Augen gehören. Ggf. kann das Nasenreflexöl auf dem Watteträger auch mit einem der genannten Präparate gemischt werden.

7.9.4 Ereignisse und Folgeerscheinungen

Für die behandelte Person ist die Anwendung nicht ganz angenehm. Besonders die Behandlung des unteren Nasengangs erzeugt eine eigentümliche Mischung aus Husten- und Niesreiz. Darüber hinaus wird das Auge auf der behandelten Seite sofort mit starkem Tränen reagieren. Die Nasenschleimhaut selbst reagiert mit starker Sekretionssteigerung. Der Therapeut sollte mit dem Patienten ein Signal vereinbaren, auf das die Nasenreflexbehandlung sofort unterbrochen wird, z.B. das Heben einer Hand. Das gibt dem Patienten die Gewissheit, nicht ‹hilflos ausgeliefert› zu sein.

Zum Abschluss der Behandlung wird sich der Patient kräftig in das bereits erhaltene Taschentuch schnäuzen. Danach wird die Nasenatmung angenehm frei sein, allerdings wird sich die Nasenschleimhaut vorübergehend (max. eine Stunde) etwas gereizt anfühlen.

In seltenen Fällen kann durch diese Anwendung leichtes Nasenbluten entstehen, meist aber nur als Blutspuren auf dem Watteträger.

Vor allem wenn das Nasenroedern in Eigenregie angewandt wird, muss genau auf die Reaktion danach geachtet werden. Es kann bei zu kurzer Anwendung schon mal vorkommen, dass der Organismus dieses ‹Ausscheidungsventil Nasenschleimhaut› aktivieren möchte, aber durch zu kurze Anwendungszeit die Ausscheidung nicht ausreichend stimuliert wird. Als Folge kann es zu einer Stagnation des Phlegmaflusses in den Schleimhäuten und im Lymphsystem des Kopfes kommen. Die Nase sollte daher nach der Anwendung mit Sekretion ‹in Fluss› kommen. Ist dies nicht der Fall, sollte die Anwendung mit Fingerspitzengefühl intensiviert werden.

7.9.5 Vorsichtsmaßnahmen / Kontraindikationen

Wenn die üblichen Hygiene-und Vorsichtsmaßnahmen eingehalten werden, ist die Nasenreflextherapie unproblematisch und ausgesprochen gut verträglich.

Besondere Rücksicht sollte auf die individuelle Sensibilität des Patienten und evtl. bestehende Ängste genommen werden. Eine ausführliche Aufklärung über das Verfahren und seine Begleiterscheinungen ist notwendig und hilfreich.

Absolute Kontraindikationen:

- *Akute* Rhinitis
- *Akute* Sinusitis

Relative Kontraindikationen:

- Medikation mit Antikoagulanzien (ASS ist keine Kontraindikation)
- Starke Schmerzempfindlichkeit
- Psycho–vegetative Labilität

8. AUSLEITUNG ÜBER DIE ELIMINATIONSORGANE

An dieser Stelle zunächst ein bisschen sprachlich-terminologische ‹Haarspalterei›: Beim Schreiben dieses Kapitels haben sich (wieder einmal) Fragen zur Korrektheit von Begrifflichkeiten ergeben, die üblicherweise in diesem Zusammenhang verwendet werden. Ich selbst habe es bereits in meiner Ausbildung so kennengelernt, von der *Ableitung* über Niere/Darm/Leber usw. zu sprechen. Wenn man aber von den in Kapitel 2 aufgeführten Definitionen ausgeht, bezeichnet eine *Ableitung* die Aktivierung des physiologischen lymphatischen und venösen Klärstroms aus dem Interstitium, über den die ausscheidungpflichtigen Säfte den Eliminationsorganen zugeführt werden, als zwingende Voraussetzung, diese ausscheiden zu können. Diese Aktivierung erfolgt aber über Lymph- bzw. venentonisierende säftebewegende Mittel und Methoden. Bei den Mitteln, die bei den hier beschriebenen Verfahren angewendet werden, handelt es sich aber durchgehend um solche, die die eliminatorischen Funktionen der entsprechenden Organe direkt stimulieren. Um hier eine Konsistenz zu schaffen, verwende ich im Folgenden die Bezeichnung *Ausleitung* über Haut, Darm usw.

Dieses Kapitel behandelt die von Bernhard Aschner bekannte Ausleitung über die Ausscheidungsorgane, modifiziert sie aber bzgl. den Bedingungen und Anwendungsmöglichkeiten der heutigen Zeit. Dies ist notwendig, weil sich viele Gegebenheiten im Verlauf und bei der Therapie von Krankheiten seit Aschners Lebens- und Wirkenszeit stark verändert haben. Ursache dafür sind in erster Linie die Veränderungen bei der Arzneimittelzulassung, weswegen viele von Aschner verwendete Arzneien nicht mehr, bzw. in der von ihm aufgeführten Anwendungsform nicht mehr verfügbar sind.

Bei allen in diesem Kapitel aufgeführten Pflanzen und Substanzen, die in potenzierter Form verwendet werden, ist die Beschreibung der Wirkungen und Anwendung klar auf das Thema ‹Ausleitung› über die entsprechenden Organe fokussiert und stellt nur einen kleinen Ausschnitt des umfassenden systemischen Wirkungsvermögens dar, das in jedem dieser Arzneien vorhanden ist. Umfassende Monografien der Mittel finden Sie in «Humoralmedizinische Praxis», Band 2.

Eine in der Arzneitherapie verwendete Stoffgruppe mit ausgeprägt ausleitungsfördernder Wirkung ist der Schwefel (Sulfur), bzw. dessen Salze, in potenzierter Galenik. Bei der Anwendung von Sulfur-Salzen wird aber nicht differenziert, über welches Organsystem die Ausleitung erfolgen soll, sondern es regt prinzipiell alle Organsysteme an, deren Ausscheidungsleistung stimulierbar ist. Allerdings kann das auch als Ersatzausscheidung über Haut oder Schleimhäute geschehen, was auch zur Reaktivierung früherer, längst ‹vergessener› Ekzeme oder Katarrhe führen kann. In diesem Zusammenhang ist der elementare Schwefel (Sulfur Dx) besonders ‹unberechenbar›. Es ist daher empfehlenswert, vorwiegend die Schwefel-Salze Natrium sulfuricum D6, bzw. Calcium sulfuricum D6 zu verwenden, denn deren Wirkung ist milder, aber nicht weniger tiefgreifend.

- *Natrium sulf. D6* hat antiplethorische und antihydrogenoide Wirkung auf den venösen Klärstrom und wirkt so interstitiell ableitend und ausleitend über Leber-Galle-System und Nieren.
- *Calcium sulf. D6* hat interstitiell ableitende Wirkung über das Lymphsystem mit anschließender Ausleitung über alle Ausscheidungsorgane.
- Ein weiteres, in diesem Zusammenhang wichtiges Mittel ist *Silicea D6* oder *D12* (Kieselerde), weil es grundsätzlich den Klärstrom anregt, indem es das venöse und lymphatische ‹Ableitungssystem› tonisiert (neben den anderen vielfältigen Silicea-Wirkungen...)

Diese Mittel, die auch in der Schüßler'schen Biochemie verwendet werden, können ergänzend mit den in den folgenden Abschnitten genannten Mitteln und Maßnahmen kombiniert werden.

8.1 Ausleitung über die Haut (Diaphoretisches Verfahren)

Neben den in den anderen Kapiteln beschriebenen Ab- und Ausleitungsverfahren über die Haut geht es hier um Arzneien und Methoden, mit denen die physiologischen Ausscheidungsfunktionen der Haut stimuliert bzw. unterstützt werden können. Die Haut als ‹unedelstes› Ausscheidungsorgan ist in der Lage, die Leistung aller anderen Ausscheidungsorgane zu unterstützen und so deren Funktionsschwäche zu kompensieren. Dies gilt für alle Qualitäten von Schärfen.

Weil die Haut darüber hinaus wichtige regulative Funktionen im Wasser- und Mineralstoff-Haushalt erfüllt, und damit die Funktionalität der Nieren unterstützt, wird die Haut gelegentlich auch als «Vorniere» bezeichnet. Das bedeutet in der

Therapie aber auch, dass durch Ausleitung über die Haut die Nieren entlastet werden. Das ist insbesondere für die zahlreichen Menschen mit nephrogener Konstitution ein nicht zu unterschätzender Aspekt in einem konstitutionstherapeutischen Konzept.

8.1.1 Trockenbürsten

Diese einfache, aber sehr effiziente erwärmende Methode regt die Dynamik der Blut- und Lymphgefäße an. Die damit erreichte interstitielle Entlastung stimuliert sämtliche Stoffwechsel- und Regenerationsprozesse der Haut. Damit ist das Trockenbürsten nicht nur eine Unterstützung vieler anderer Therapieverfahren im Krankheitsfall, sondern auch eine angenehme, vitalisierende Methode für die tägliche Körperpflege, die die Haut strafft und allgemein Müdigkeitsgefühl entgegenwirkt.

Verwendet wird entweder eine Körperbürste, oder ein Massagehandschuh aus Sisal. Beides ist in jeder Drogerie zu bekommen. Damit wird in kreisenden Bewegungen zunächst die Haut von Armen und Beinen, ausgehend von der Peripherie in Richtung Rumpf massiert. Anschließend Gesäß und Rumpf in Richtung Herz, ebenso Hals, Nacken und Schultern. Für den Rücken verwendet man am besten eine Bürste mit Stiel oder ein Massageband aus Sisal. Ob auch die Gesichtshaut gebürstet werden mag, muss individuell entschieden werden.

Das Bürsten darf ruhig kräftig sein, sollte aber nicht schmerzen und so lange durchgeführt werden, bis die Haut am ganzen Körper aufgrund der gesteigerten Durchblutung leicht gerötet ist.

Meist wird nur gesunde Haut gebürstet, mir wurde aber mehrfach von Ekzem-Patienten berichtet, dass sie angepasstes Trockenbürsten auf dem Ausschlag als angenehm lindernd empfinden. Ausprobieren und die individuelle Intensität finden ist auch hierbei der richtige Weg.

Das Trockenbürsten wird vorzugsweise vor dem Duschen oder Baden durchgeführt, weil mit dem Wasser die alten abgelösten Hautzellen entfernt werden. So lässt sich das Trockenbürsten gut in das tägliche Pflegeprogramm integrieren.

8.1.2 Pflanzliche Drogen mit diaphoretischer Wirkung

- *Tiliae Flor.* (Lindenblüten): Wohlschmeckender Infus mit schweißtreibender Wirkung. Unterstützt den Organismus bei der Überwindung fieberhafter Infekte in Verbindung mit Schwitzbädern. Auch bei chronischen Katarrhen.

- *Sambuci Flor.* (Holunderblüten): Haben ähnliche schweißtreibende Wirkung wie Lindenblüten, lösen aber zusätzlich zähen Schleim in Nase, Nebenhöhlen, Rachen und unteren Atemwegen, auch bei chronischen Katarrhen
- *Filipendulae Flor.* (Mädesüß-Blüten): Schweißtreibende Wirkung bei akuten und chronischen Katarrhen und bei gichtig-rheumatischen Erkrankungen

8.2 Ausleitung über den Darm (Purgierendes Verfahren)

Die «Purgation nach unten» ist nicht nur sinnvoll bei Patienten, die unter Verstopfung leiden, sondern auch bei sehr vielen Krankheiten, deren Pathophysiologie durch Schärfen, die nicht spontan ausgeschieden werden können, ausgelöst oder verstärkt werden. Nach der Haut ist der Darm die nächste Instanz, auf die abgeleitet werden sollte. Dabei kann und soll es für einige Tage durchaus zu Durchfällen kommen. Durchfälle – vor allem in akuter Verlaufsform – werden in der Humoralmedizin nicht als ‹unerwünschte› Ereignisse gesehen, deren Symptomatik so schnell wie möglich beseitigt werden sollte, sondern als biologisch sinnvolle, den Gesamtorganismus entlastende, schützende Prozesse, über die der Organismus rasch Stoffe aus der Nahrung wieder los wird, die er nicht assimilieren kann, oder die toxisch sind. Auch ein durch die Coctio nicht zu ‹überwindendes›[12] Nahrungsmittel ist für den Gesamtorganismus ein Toxin – entweder direkt, oder durch die daraus entstehenden Gährungs- bzw. Fäulnisprodukte. Ähnliches gilt für das Eindringen von pathogenen Mikroorganismen (Bakterien, Viren, Pilze, Parasiten): Wenn aufgrund der beschleunigten Darmpassage bei einem akuten Durchfall keine Zeit für deren Ansiedelung und Vermehrung bleibt, ist die Infektion schnell wieder vorbei.

Bei der Interpretation der systemischen Bedeutung akuter Durchfälle ist also klar erkennbar, dass die Symptomatik einen sinnvollen Selbstheilungsprozess widerspiegelt, der bei der «Ausleitung über den Darm» imitiert wird.

Vor dem Hintergrund dieser Erkenntnisse bleibt es der Interpretation des eigenständig denkenden Lesers überlassen, zu beurteilen, welche Folgen die Verabreichung von darmmotilitätshemmenden Substanzen (wie z. B. Loperamid) in solchen

12 In der TEN geht man davon aus, dass im aktiven (= energieverbrauchenden) Prozess der Coctio die Qualitäten («Natur») des (körperfremden) Nahrungsmittels ‹überwunden› werden, so dass die Qualitäten des zu nährenden Organismus annimmt und mehr Energie daraus gewonnen werden kann, als für den Assimilationsprozess notwendig ist.

Situationen für den Gesamtorganismus haben kann... ähnliches gilt aber auch für gerbstoffhaltige pflanzliche Mittel, wie z. B. Tormentilla potentilla (Blutwurz) oder Querci Cort. (Eichenrinde) – auch diese können einen Eliminationsprozess verhindern.

Ausscheidungs-hemmende Mittel sind nur dann notwendig, wenn die Durchfälle den Wasser- und Mineralhaushalt pathogen verändern, und das nicht durch vermehrtes Trinken und Substitution kompensiert werden kann.

Bei einer purgierenden Behandlung ist also stets abzuwägen, wie lang und wie intensiv diese durchgeführt werden kann, ohne den Patent zu schädigen. In den meisten Fällen ist eine Kur mit täglichen Purgationen, die sich über eine Woche erstreckt, ausreichend. Diese Kuren können natürlich bei Bedarf auch wiederholt werden.

Die kurweise Anwendung der hier beschriebenen Methoden hat stets auch einen umstimmenden Effekt, wie in Kap. 3.5 beschrieben ist. Diese Umstimmung ergänzt die schärfenausleitende Wirkung in synergistischer Weise.

8.2.1. Salinische Laxanzien (*kühlende* Abführmittel)

Wirken antiphlogistisch und dekongestionierend (= dämpfend auf aktive Blutstauungen (Kongestionen).

- Glaubersalz = Natriumsulfat
  (Achtung bei Insuffizienz von Herz und Nieren!)
- Bittersalz = Magnesiumsulfat

Erwachsene trinken abends 2 bis 3 Teelöffel voll (10 bis 15 g) Glauber- oder Bittersalz in ca. 250 ml Wasser gelöst. Das führt zur Stuhlentleerung am nächsten Morgen. Für eine rasche Darmentleerung werden 1 bis 2 Esslöffel voll (20 bis 30 g) Bittersalz in ca. 500 ml Wasser gelöst getrunken. Kinder über 6 Jahre erhalten die halbe Dosis.

Verbesserung des Geschmacks:

- Zusatz von reichlich Zitronensaft
- Benötigte Menge Bittersalz über Nacht in wenig Wasser zugedeckt stehen lassen. Am anderen Morgen mit der entsprechenden Wassermenge auffüllen und einnehmen.

Bittersalz (nicht Glaubersalz!) kann in geringerer Dosis von ca. 5 g (ein Teelöffel) auf 250 ml Wasser über 3 bis maximal 4 Wochen eingenommen werden. In der

4. Woche sollte das Bittersalz langsam ‹ausgeschlichen› werden. Danach aber unbedingt weiter morgens 250 ml Wasser trinken, um den gastro-kolischen Reflex weiter aufrecht zu erhalten. Mit diesem ‹Trick› kann die abführende Wirkung noch einige Tage aufrecht erhalten werden, auch wenn kein Bittersalz mehr eingenommen wird.

8.2.2 Pflanzliche Laxanzien (*erhitzende* Abführmittel):

Die laxierende Wirkung aller hier genannten pflanzlichen Laxanzien beruht auf der Wirkstoffgruppe der Anthrachinonglykoside (= Anthranoide), die die Resorption von Wasser im Darm hemmen, was das Stuhlvolumen erhöht und die Konsistenz flüssiger macht. Zusätzlich wird die Peristaltik durch Reizung der Darmmuskulatur stark angeregt. Das führt zwar zuverlässig zur Stuhlentleerung, etwa 8–10 Stunden nach Einnahme, kann aber bei Personen mit hoher Reizbarkeit des Darms zu kolikartigen Krämpfen führen. Dies ist besonders bei Menschen mit spasmophiler Diathese bzw. chologener (biliärer), gastrischer und/oder neurogener Konstitution zu beachten.

Bei Personen mit spastischer Obstipation sollten diese pflanzlichen Laxanzien nur ausnahmsweise und in sehr geringer Dosierung verabreicht werden.

Auch wenn bei der Anwendung purgierender Methoden nicht der therapeutische Aspekt der Behandlung einer Obstipation im Vordergrund steht, sondern bewusst eine über das normale Maß gesteigerte, flüssige Stuhlentleerung angestrebt wird, mit der die Elimination von Schärfen forciert wird, sind die genannten konstitutionellen Aspekte unbedingt zu beachten. Alle pathofunktionellen Zustände mit gesteigerter Dynamik sind im humoralmedizinischen Sinne ‹hitzig›, d. h., dass die Anwendung qualitativ warmer Laxanzien das Wärmeprinzip weiter steigert. Das aber quittiert ein ohnehin hyperkinetisches Verdauungssystem mit Krämpfen.

Diese Hyperkinese beschränkt sich aber nicht auf das Verdauungssystem. Pflanzliche Laxanzien fördern systemisch das Wärmeprinzip und lösen Kongestionen aus. Dies geschieht neben dem Abdomen auch in den Beckenorganen. Für alle Organe im Becken (bei Frau und Mann) sind Stauungszustände, sowohl mit kongestiver als auch plethorischer Pathophysiologie, stets ein wichtiger pathogener Faktor für vielfältige Krankheiten. Der kongestionsfördernde Effekt ist der Grund, warum die genannten pflanzlichen Laxanzien auch zur Förderung der Menstruationsblutung beim emmenagogen Verfahren verwendet werden.

Daraus resultiert aber auch die Kontraindikation, pflanzliche Laxanzien nicht in der Schwangerschaft einnehmen zu dürfen. Kongestion der Gebärmutter führt zu wehenartigen Spasmen und löst Blutungen aus. Beide Mechanismen können zum Abort führen, weshalb diese Mittel früher auch gezielt zu Abtreibungen eingesetzt wurden.

Weitere Kontraindikationen für alle Anthranoid-Drogen sind: Ileus, Colitis ulcerosa, Mb. Crohn, Appendizitis, Hypokaliämie, Kinder unter 12 Jahren.

Prinzipiell sollten alle hier genannten pflanzlichen Laxanzien nicht länger als 14 Tage angewendet werden. Auch für Patienten, die Anthranoid-Drogen wegen Obstipation nehmen, kann das nur eine ‹durchputzende› Übergangslösung sein, denn es tritt bereits nach kurzen Zeit ein Gewöhnungseffekt ein, der die Drogen nicht nur zunehmend unwirksam werden lässt, sondern die habituelle Darmträgheit sogar verstärken kann. Hierbei müssen andere Lösungen gefunden werden.

Für die purgierende Anwendung, die als Kur ohnehin nur über max. 2 Wochen dauern sollte, spielt der Gewöhnungseffekt keine Rolle.

Purgationskuren mit erhitzende Laxanzien sind indiziert für Personen mit humoral kalter Prägung und entsprechender Symptomatik: Alle lymphatischen Varianten, hydrogenoide, plethorische und melanchologene (carbonitrogenoide) Konstitutionen.

Erhitzende Laxanzien

❖ **Senna alexandrina** (Syn.: Cassia angustifolia, Cassia senna) – Sennes

Drogen: Sennesblätter (Sennae Fol.) und Sennesfrüchte (Sennae Frct.), dabei handelt es sich um Schoten.

Dosierung: 1 gehäufter Teelöffel auf 250 ml Wasser. Die notwendige Dosierung kann aber stark variieren und muss daher individuell so angepasst werden, dass der gewünschte Effekt erzielt wird, ohne den betroffenen Menschen übermäßig zu belasten.

Bei der Anwendung bei Obstipation wird ein Kaltauszug empfohlen, da dieser reizende Harze nicht auszieht. Bei der Anwendung im Rahmen einer Purgations-Kur ist diese reizende Wirkung aber durchaus erwünscht. Daher kann hier ein Infus verwendet werden. Aschner empfiehlt sogar einen Dekokt bei der Zubereitung seines sogenannten «Aschner-Tees»:

Sennae Fol.
Liquiritiae Rad.
Foeniculi Frct. aa 30.0
M. f. spec.
DS: Abends 1 Tasse als Dekokt

Zubereitung: 1 Teelöffel der Kräutermischung auf ¼ Liter Wasser, kurz aufkochen und anschließend 5 Min. ziehen lassen. Dann abseihen und abends Trinken.

Dieser Tee erzeugt am nächsten Morgen 1–3 Stuhlgänge. Falls diese schmerzhaft sein sollten, muss die Dosis individuell reduziert werden.

Weitere Galenika:

- Tct. Sennae ex fol.
- Tct. Sennae ex frct.
- Senna ø

Es gibt verschiedene Hersteller bzw. Anbieter dieser Zubereitungsformen. Natürlich ist Sennes auch in potenzierter Zubereitung verfügbar, ist so aber für die Verwendung als Purgativum ungeeignet.

Spezialitäten[13] aus und mit Sennes in unterschiedlicher Galenik:

- Alasenn Kräutergranulat (Schwörer Pharma) – Sennesblätter und -früchte
- Neda Früchtewürfel (Truw Arzneimittel) – Sennesblätter und -früchte
- Agiolax Madaus (Meda Pharma) – Sennesfrüchte und Flohsamen
- Grünwalder Sennalax Filmtabletten (Grünwalder Gesundheitsprodukte) – Trockenextrakt aus Sennesfrüchten
- Abführtee Filterbeutel (Bombastus-Werke) - Sennesblätter
- Midro-Tee (Midro GmbH)
- Midro Abführ-Tabletten (Trockenextrakt aus Sennesfrüchten)
- H&S Abführ-Tee in Filterbeuteln (H&S Tee-Gesellschaft) – Sennesfrüchte und Kümmelfrüchte

Bei der Anwendung sind jeweils die auf dem Beipackzettel aufgeführten Angaben zu berücksichtigen.

13 Ohne Anspruch auf Vollständigkeit und Aktualität (der Arzneimittelmarkt befindet sich in ständiger, rascher Veränderung …)

❖ **Frangula alnus** (Syn.: Rhamnus frangula) – Faulbaum

Droge: Faulbaumrinde (Frangulae Cort.)

Dosierung: 1 gehäufter Teelöffel auf 250 ml Wasser. Die notwendige Dosierung kann aber stark variieren und muss daher individuell angepasst werden

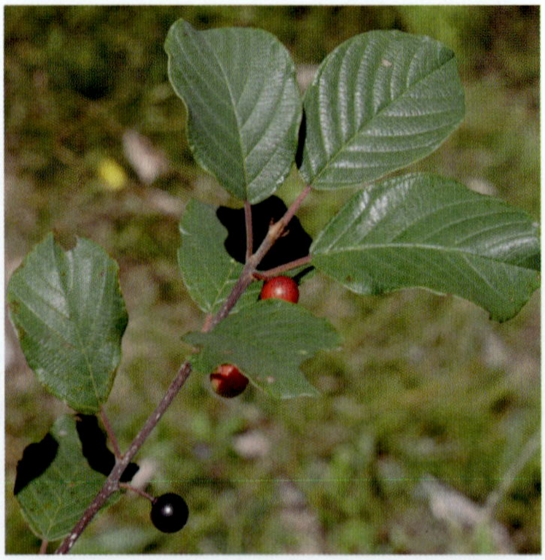

Frangula alnus (Syn.: Rhamnus frangula) – Faulbaum

Die laxierende Wirkung von Faulbaumrinde ist etwas milder als Sennes, deshalb für die Anwendung bei empfindlichen Patienten besser geeignet. Aus diesem Grund empfiehlt Aschner für solche Fälle eine Variante der o. g. Rezeptur:

Frangulae Cort.
Liquiritiae Rad.
Foeniculi Frct. aa 30.0
M. f. spec.
DS: Abends 1 Tasse als Dekokt

Zubereitung: 1 Teelöffel der Kräutermischung auf ¼ Liter Wasser, kurz aufkochen und anschließend 5 Min. ziehen lassen. Dann abseihen und abends Trinken.

Weitere Galenika:

- Tct. Frangulae ex cort.
- Frangula ø
- Frangulae corticis Extr. sicc. (Trockenextrakt)

Frangula ist auch in potenzierter Zubereitung verfügbar, ist so aber für die Verwendung als Purgativum ungeeignet.

Spezialitäten:

- Legapas Tabletten (Pascoe Naturmedizin)
- Legapas Tropfen (Pascoe Naturmedizin)

Beide Spezialitäten basieren auf Fluidextrakt des amerikanischen Faulbaums *Rhamnus purshianus (= Cascara sagrada)*, dessen Wirkung mit dem einheimischen Faulbaum vergleichbar ist.

In der Schweiz registriertes Komplexmittel mit Frangula, Sennes und Liquiritia:

- Lapidar 10 (Kräuter-Pfarrer Künzle AG, 6573 Magadino)

❖ **Aloe vera** (Syn.: Aloe barbadensis, Aloe ferox) – Echte Aloe, Kap-Aloe

Bei der Anwendung von Aloe muss zwischen Zubereitungen aus dem Blatt und dem Gel unterschieden werden. Die Blattextrakte sind stark erwärmend und laxierend (also trocknend), während das Gel kühlende und befeuchtende Wirkung hat und v. a. äußerlich bei Hautreizungen angewendet wird. Für die Anwendung als Purgativum kommen also ausschließlich Zubereitungen aus den Aloe-Blättern zur Anwendung. Aloe ist das ‹Kräftigste› der hier aufgeführten Purgativa.

Die Anwendung von Aloe als Teezubereitung ist unüblich. Man verwendet daher die folgende Galenik:

- Tct. Aloes (ex fol.): Vor dem Schlafengehen 20–30 Tropfen
- Aloes extractum siccum normatum (auf 19–21% Hydroxyanthracen-Derivate eingestellter Aloetrockenextrakt) zur individuellen Herstellung von Pillen. Dies ist aber heute unüblich (weil sehr teuer).

Aloe ist auch Bestandteil des «Schwedenbitters», dessen Rezeptur aber nicht einheitlich definiert ist. Daher werden Schwedenbitter mit unterschiedlichen Rezepturen von verschiedenen Herstellern vermarktet

Aloe ist auch in potenzierter Zubereitung verfügbar, ist so für die Verwendung als Purgativum aber ungeeignet.

Spezialitäten[14] *aus und mit Aloe in unterschiedlicher Galenik:*

- Kräuterlax® Kräuter-Dragées (Dr. Theiss Naturwaren GmbH)
- Chol Kugeletten Mono 10 mg überzogene Tabletten (Dr. Theiss Naturwaren GmbH)
- Kräuterlax Dr. Henk 15 mg Kräuterdragees (Dr. Theiss Naturwaren GmbH)

Bei der Anwendung sind jeweils die auf dem Beipackzettel aufgeführten Angaben zu berücksichtigen.

---

14 Ohne Anspruch auf Vollständigkeit und Aktualität (der Arzneimittelmarkt befindet sich in ständiger, rascher Veränderung…)

8.2.3 Einläufe

Bei einem Einlauf wird über ein Darmrohr, das in den After eingeführt wird, Wasser oder eine spezielle Zubereitung (wird weiter unten beschrieben) in den Dickdarm geleitet. Dazu wird meist ein Einlaufbecher (Irrigator) mit einem Schlauch verwendet, der mit dem Darmrohr verbunden wird.

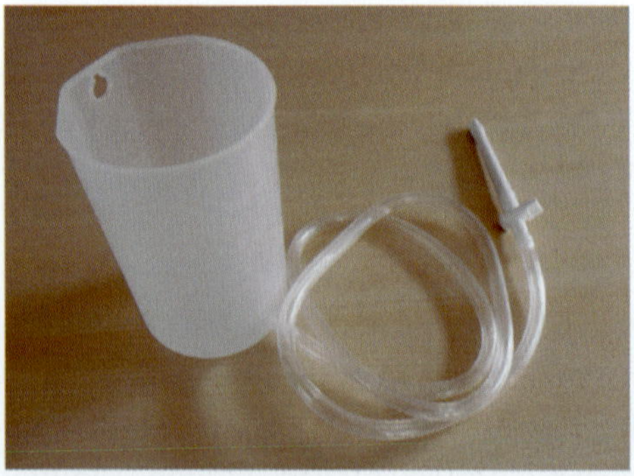

Irrigator

Einläufe sind eine altbewährte Methode bei habitueller Verstopfung und zur Reinigung des Colons. Sie gehören zu den üblichen Begleitmaßnahmen einer Fastenkur, können aber auch zur Ausleitung von Schärfen über der Darm eingesetzt werden, evtl. ergänzend oder im Anschluss an eine Kur mit den oben beschriebenen Laxanzien. Für eine echte Purgation, die den gesamten Organismus von Schärfen entlastet, sind Mittel, die den gesamten Darm ‹durchputzen› wirksamer, als Einläufe, die aufgrund der Bauhin'schen Klappe nur im Colon wirken können bzw. allenfalls eine reflektorische Wirkung auf die oberen Abschnitte des Verdauungssystems haben. Aber – wie gesagt – im Anschluss einer purgierenden Kur kann mit Einläufen weitergearbeitet werden.

Mögliche Einlauf-Flüssigkeiten:

- Körperwarmes Wasser. Dies ist die neutrale Methode, die lediglich durch die Dehnung der Darmwand den Entleerungsreiz auslöst. Evtl. kann ein Teelöffel Kochsalz, oder Basisches Badesalz von Jentschura zugefügt werden, was die Sekretion von Flüssigkeit ins Darmlumen stimuliert.
- Kühles Wasser (ca. 20–25° C). Dies setzt einen deutlich kräftigeren Entleerungsreiz, kann aber bei Personen mit dem hyperkinetischen Darm einer spasmophilen Diathese bereits Krämpfe auslösen.
- Teezubereitung aus Pflanzen, die der Konstitution bzw. der Symptomatik des Betroffenen entsprechen. Dazu einige Beispiele: Als Pflanze, die harmonisierend sowohl auf den Tonus, als auch die Produktion der Verdauungsdrüsen wirkt und zudem die Elimination gelbgalliger Schärfen fördert, bietet sich Schafgarbenkraut (Millefolii Hb.) an.

Bei gereiztem Darm findet ein Infus aus Kamillenblüten (Chamomillae Flor.) oder Fenchelfrüchten (Foeniculi Frct.) Verwendung.

Eine säureausleitende Wirkung kann mit dem Basentee von Nestmann unterstützt werden – den man natürlich auch trinken kann.

Kaffee: Für die Zubereitung empfohlen wird grüner (= ungerösteter) Kaffee, weil der aufgrund der fehlenden Röststoffe reizärmer ist. Da aber als purgierende Maßnahme eine gewisse Reizwirkung durchaus sinnvoll ist, kann auch handelsüblicher Kaffee verwendet werden. Die im Colon resorbierten Inhaltsstoffe des Kaffees entfalten in der Leber choleretische und cholekinetische Wirkungen, was im humoralen Sinne die Elimination gelbgalliger Säfte bedeutet. Kaffee-Einläufe wirken daher kühlend auf den Gesamtorganismus.

Die einfachste Zubereitung eines solchen Einlaufs: Man gebe eine Tasse Kaffee in den Irrigator und fülle den mit lauwarmem Wasser auf. Dieser stark «verlängerte» Kaffee wird in den Darm geleitet.

Allgemeine Anwendungstechnik:

Einen Einlauf kann man sich problemlos selbst verabreichen, aber bei fehlender Routine ist eine zweite Person durchaus hilfreich.

Der gefüllte Irrigator wird ca. 80 cm über der betroffenen Person an einem Haken aufgehängt. Falls vorhanden, kann auch ein Infusionsständer verwendet werden. Der ‹Patient› liegt auf der rechten Seite und führt das mit Vaseline gleitfähig gemachte Darmrohr in den After ein. Dann wird der Zulaufhahn geöffnet und die Einlaufflüssigkeit läuft in den Darm ein, bis ein Stuhlentleerungsdrang einsetzt. Die Menge der vom Darm ‹akzeptierten› Flüssigkeitsmenge variiert dabei stark. Bei wiederholter Anwendung wird meist ein größeres Volumen akzeptiert, wobei die maximale Menge ein Liter sein sollte. Bei Menschen mit hyperkinetischem Darm kann es sein, dass lediglich 200–250 ml Flüssigkeit einlaufen können, darüber hinaus entstehen Krämpfe.

Bei einsetzendem Stuhlentleerungsdrang wird das Darmrohr entfernt. Danach sollte die Einlauf-Flüssigkeit möglichst noch einige Minuten gehalten werden, bevor der Darm auf die ‹übliche› Weise entleert wird. Es sollten keine großen Mengen an Einlauf-Flüssigkeit und auch keine lange ‹Haltezeit› erzwungen werden. Therapeutische Anwendungen sollten niemals Qual bedeuten!

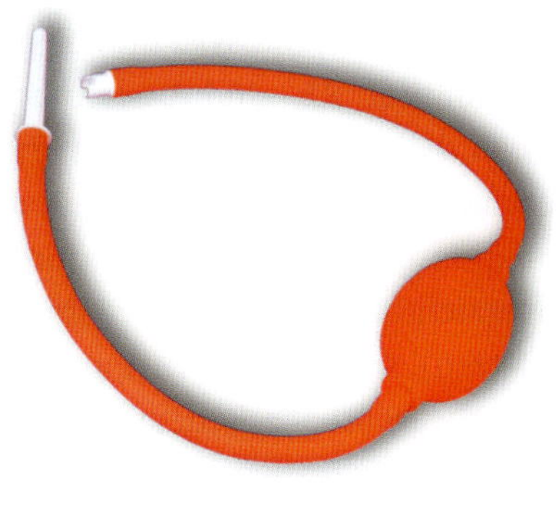

Klyso-Pumpe mit Darmrohr

Um die Flüssigkeit einfacher in den Darm einfließen lassen zu können, kann auch eine Klyso-Pumpe verwendet werden. Durch Pumpen des ‹Balles› (Pumpe/Ventil) fliesst die Flüssigkeit nicht durch den Druck des Gefälles in den Darm, sondern wird aktiv ‹hineingepumpt›.

8.2.4 Colon-Hydro-Therapie (CHT)

Die CHT ist eine ‹moderne› Weiterentwicklung von Einläufen, die in Bezug auf die purgierende und stabilisierende Wirkung auf die Dickdarm-Funktionen sehr effizient ist. Sie ist daher als purgierendes Verfahren in die TEN zu integrieren. Nachteil: Die Anwendung setzt ein aufwendiges (und teures) Gerät mit entsprechender räumlicher Infrastruktur voraus. Damit ist die CHT nur in entsprechend ausgestatteten Praxen, Kurheimen oder Sanatorien möglich.

Dieses Verfahren ist in Kapitel 18.9 in «Grundlagen der TEN» ausführlich beschrieben, weshalb hier auf die Wiederholung verzichtet wird.

8.2.5 Klistier / Klysma

Das Einbringen von kleinen Mengen (50–100 ml) einer basischen Flüssigkeit in den Enddarm ist eine bewährte Methode bei Obstipation, mit der eine rasche Defäkation erreicht wird. Die purgierende Wirkung von Klysmen ist aber sehr schwach. Hierzu sind Einläufe vorzuziehen.

8.2.6 Aufbau und Stabilisierung des Mikrobioms

Auch wenn das Ökosystem der Symbionten auf den Schleimhäuten im Zusammenhang mit Ab- und Ausleitungsverfahren eine eher sekundäre Rolle spielt, soll an dieser Stelle darauf hingewiesen werden, wie wichtig die physiologische Zusammensetzung und Stabilität des Mikrobioms für viele, sehr unterschiedliche Funktionsbereiche des Gesamtorganismus ist. Die Symbiotenflora ist nicht nur unverzichtbarer Teil unseres Immunsystems (mit unterschiedlichen Funktions-Ansätzen), sondern reguliert maßgeblich die Permeabilität der Schleimhaut. Damit hat sie wesentliche Bedeutung für die Selektionsfähigkeit der Schleimhaut, die dafür verantwortlich ist, was resorbiert wird und was ‹draußen› bleiben muss. Eine unphysiologische Symbioten-Flora führt stets zu gesteigerter Permeabilität. Dadurch werden großmolekulare (Nahrungs-)Substanzen aus dem Darm resorbiert, die eigentlich (noch) nicht resorbiert werden dürften. Diese belasten und überfordern ggf. das darmassoziierte Lymphsystem (dessen Funktionszentralen die Peyer'schen Plaques sind), was die Funktionalität der gesamten lymphatischen Abwehr mit vielfältigen Folgen beeinträchtigt. Das Thema ‹allergische Diathese› ist nur eines der Folgeprobleme – aber ein ausgesprochen Häufiges.

Eine gesteigerte Permeabilität der Darmmucosa führt aber auch zur Überlastung der assimilatorischen Leberfunktionen, weil durch die Resorption zu kalter (‹unreifer›) Nahrungssäfte Bereiche der ersten Coctio in die Leber verlagert werden, was diese auf längere Sicht überfordert. Viele unklare (nicht Alkoholbedingte) Erhöhung der Transaminasen im Laborbefund gehen auf das Konto dieses Pathomechanismus'.

Ein Behandlungskonzept, das die Mikrobiota des Darms optimiert, bedingt eine rasche ‹Abdichtung› der Darmschleimhaut – mit allen positiven Aspekten für den Organismus.

Das Problem lässt sich aber leider nicht durch die alleinige Einnahme einiger Kapseln mit entsprechenden Keimen[15] aus der Welt schaffen, denn elementare Grundlage für ein stabiles Ökosystem ist das Milieu, ein Begriff, der sich nicht durch einzelne Parameter, wie z. B. pH-Wert definieren lässt, sondern aus der Kombination und Wechselbeziehung sehr vieler Faktoren entsteht, wie z. B. Nahrung, Wasserhaushalt, Verdauungssäfte, Produkte der Schleimhäute selbst und ihrer Drüsen, exogene Einfluss-Faktoren (Konservierungsmittel, Antibiotika, Schwermetalle…), psychische Situation, konstitutionelle Determinierung und nicht zuletzt auch durch die Stoffwechselprodukte des Mikrobioms selbst. Das Milieu ist also kein stabiler Zustand, sondern (beim Gesunden) findet in ständiger Dynamik eine Adaption an sich verändernde Um- und Inweltbedingungen statt. Gerade die, schon von ihrem Wesen nicht besonders ‹sanften› purgierenden Maßnahmen, führen zwangsläufig zu einer Veränderung des Milieus im Verdauungssystem und damit direkt und indirekt auch zu Veränderungen der Mikroflora. Diese unspezifischen ‹Störungen› im Ökosystems des Darms sind durchaus gewünschte Effekte, denn sie wirken ‹umstimmend›. D. h. sie setzen eine Veränderung bzw. Reorganisation der Funktionsmuster des Gesamtorganismus in Gang, was konstitutionstherapeutisch begleitet werden sollte.

So gesehen, ist es im Anschluss an eine Purgations-Kur in jedem Fall sinnvoll, eine Mikrobiom-stabilisierende Behandlung anzuschließen. Weitere Details und konkrete Therapiehinweise hierzu in «Grundlagen der TEN», Kap. 18.3 und «Humoralmedizinische Praxis», Band 1, Kap. 8.10.2.

15 Wobei die als Teil eines therapeutischen Gesamtkonzeptes wichtige Bedeutung haben …

8.3 Ausleitung über das Leber-Galle-System

«Die Galle ist der Mülleimer der Leber»
(alte TEN-Weisheit)

In der funktionsorientierten Denkweise der Humoralmedizin werden bzgl. der Aufgaben, die die Leber zu erfüllen hat, vereinfacht zwei Bereiche unterschieden:

- Assimilatorische, Säfte- und Substanzen aufbauende Funktionen.
  Das entspricht der zweiten Phase der Coctio
- Entgiftende, abbauende, eliminatorische Funktionen
  Das entspricht der Ausscheidung übermäßiger Gelbgalle (Ausscheidungs-Cholera) und cholerischen Schärfen. Hierbei ist das Leber-Galle-System das Kardinalorgan (das durch die Nieren unterstützt wird)

Diese Differenzierung spiegelt sich auch in der Therapie wider. So gibt es pflanzliche Heilmittel, die primär die assimilatorischen Funktionen der Leber (humoral: Zweite Phase der Coctio) optimieren (Paradebeispiel Mariendistel), oder solche, deren Hauptwirkung auf der Anregung der Elimination liegen. Im Zusammenhang mit Ausleitung über das Leber-Galle-System stehen die eliminierenden Mittel im Vordergrund: Choleretika und Cholekinetika, also Mittel, die die Gallenproduktion bzw. die Gallenausscheidung fördern, denn die Ausleitung sämtlicher Stoffwechselendprodukte (Metaboliten), die in der Leber entstehen, erfolgt über den «Mülleimer» Galle. Im Umkehrschluss bedeutet das: Jede Therapie, die den Gallenfluss fördert, unterstützt die Leberentgiftung.

Hinzu kommt noch, dass für optimale Organfunktionen der Fluss der Säfte durch das Organ gewährleistet sein muss, damit eben diese Säfte in physiologischer Weise verändert werden können (‹Metamorphose der Säfte›), was bei den Eliminationsorganen v. a. bedeutet, Schärfen auszuleiten. Das Stocken des Säfteflusses durch ein Organ wird in der alten Literatur als ‹verstopftes Organ› bezeichnet, das durch ‹eröffnende› Arzneien in seiner Leistungsfähigkeit unterstützt werden muss. Dies ist der Hintergrund, wenn man in alten Heilpflanzenbüchern bei vielen Pflanzen findet: Eröffnet die verstopfte Leber/Milz/Nieren…

Für die Ausleitung über das Leber-Galle-System kommen im Prinzip alle Pflanzen in Frage, die in der Lage sind, die verstopfte Leber zu eröffnen. Weiter unten befindet sich nur eine kleine Auswahl wichtiger Mittel mit eröffnendem und ausleitendem Wirkungsprinzip. Grundvoraussetzung für diese Effekte ist das Vorhandensein der notwendigen physiologischen Wärme. Diese zu verstärken, erfolgt über den bitteren Geschmack der erwähnten Pflanzen. Sinnvoll ist aber in vielen Fällen, zusätzlich ein lymph- oder venenstimulierendes Mittel zu rezeptieren – soweit die verwendeten Pflanzen dieses Wirkungsprinzip nicht gleich mit entfalten.

8.3.1 Arzneipflanzen

❖ **Taraxacum officinale** – Löwenzahn

Hat neben der auf den Bitterstoffen basierenden allgemein und Magen-tonisierenden Wirkung kräftige choleretische und cholagoge Wirkungen – was auch als ‹Eröffnung› zu verstehen ist. Damit ist sie eine der wichtigsten Gelbgalle-ausleitenden Pflanzen, die zusätzlich die Elimination über die Nieren anregt (Eines der Konstitutionsmittel bei chologener Konstitution). Löwenzahn optimiert damit den Konsensus zwischen Leber-Galle-System und den Nieren – mit Schwerpunkt auf Leber-Galle.

Droge — verfügbare Galenik:

- Taraxaci Hb. c. Rad. (Infus oder Kaltauszug)
- Taraxacum ø
- Tct. Taracaci
- Löwenzahn-Frischpflanzensaft
- Junge frische Blätter im Salat oder Gemüse

Bei potenzierten und spagyrischen Zubereitungen von Taraxacum ist die Wärme- und Gallenfluss- stimulierende Wirkung zur Ausleitung über das Leber-Galle-System zu gering (in anderen Bereichen haben sie hingegen große Bedeutung).

❖ **Agrimonia eupatorium** – Odermenning

Eine zu Unrecht in Vergessenheit geratene alte Heilpflanze, die eröffnend auf das Leber-Galle-System, aber auch die Milz wirkt. In der konventionellen Phytotherapie wird sie aufgrund ihrer Gerbstoffe lediglich bei leichten Durchfällen und Entzündungen der Mundschleimhaut eingesetzt. Wegen ihrer ‹verschließenden›

Wirkung auf Schleimhäute unterstützt sie die Verminderung einer Hyperpermeabilität der Darmschleimhaut und schützt damit die Leber vor einem Übermaß roher Nahrungssäfte aus dem Darm.

Andererseits sollte die Gerbstoffwirkung nicht so ausgeprägt sein, dass katarrhalische Ersatzausscheidungen unterdrückt werden. Das lässt sich gut durch die Dosierung regeln: Es ist sinnvoll, Agrimonia nicht als Einzeldroge zu rezeptieren, sondern in einer Teemischung, etwa in dem Rezepturbeispiel weiter unten. So steht die ausleitende Wirkung im Vordergrund.

Droge — verfügbare Galenik:

- Agrimoniae Hb. (Infus)
- Agrimonia ø
- Als Bestandteil von Wildgemüse-Zubereitungen

Bei potenzierten und spagyrischen Zubereitungen von Agrimonia ist die Gallenfluss- stimulierende Wirkung zur Ausleitung über das Leber-Galle-System zu gering (in anderen Bereichen können sie hingegen wichtig sein).

❖ **Fumaria officinalis** – Erdrauch

Auch der Erdrauch stimuliert die Ausscheidung von Gelb- und Schwarzgalle, hat also Wirkungen sowohl auf das Leber-Galle-System, als auch auf die Milz. Pflanzen, die diese Fähigkeit besitzen, haben für die Therapie besonders großen Wert, weil es relativ viele Personen gibt, die zeitweise (krankheitsbedingt) oder dauerhaft, bzw. im Verlauf konstitutioneller Veränderungsphasen an den pathogen Folgen sowohl gelb- als auch schwarzgalliger Schärfen leiden. Zudem regt Fumaria über ihre Bitterstoffe durch Tonisierung des Magens das physiologische Wärmeprinzip an. Vom Erdrauch profitieren v.a. Menschen mit hoher nervlicher Reizbarkeit (neurogene Konstitution) und solche, deren Regulationssysteme eine verminderte Belastbarkeit aufweisen (atonisch-asthenische Konstitution) – sowohl auf physischer, als auch psychischer Ebene.

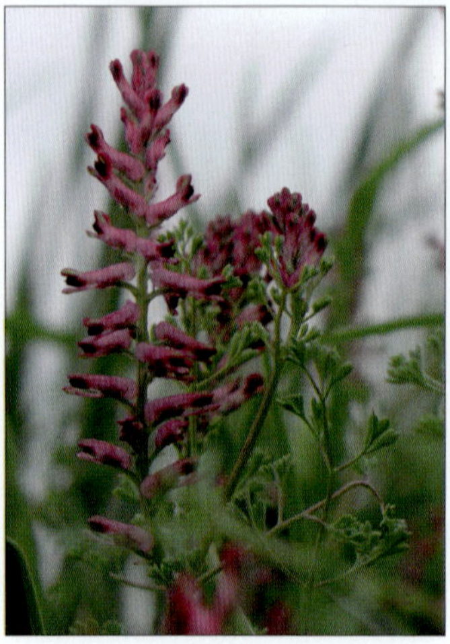

Fumaria officinalis – Erdrauch

Ein kleiner Exkurs in das systemische Wirkungsvermögen dieser Pflanze, das sich nicht über die bekannten Inhaltsstoffe erklären lässt:

Standorte des zarten, unauffälligen Erdrauchs, häufig als ‹Pionierpflanze›, sind Orte, deren naturgemäßes Ökosystem ge- oder zerstört wurde. Man findet sie häufig im Mittelmeerraum, z. B. auf nährstoffarmen Schuttplätzen, Kiesgruben, aber auch an Mauern (was alles dem melancholischen Prinzip entspricht). Dies lässt als Signatur erkennen, dass dieser Pflanze offensichtlich eine reorganisierende, eine neue systemische Ordnung unterstützende ‹Aufgabe› in ihrem natürlichen Umfeld zukommt. Die therapeutischen Ergebnisse mit dieser Pflanze lassen erkennen, dass sie diese revitalisierenden und reorganisierenden Wirkungen auch bei Menschen entfaltet, die aufgrund einer ‹trockenen› Schärfenbelastung in irgend einem Bereich ihres Seins aus dem Gleichgewicht geraten sind.

Droge — verfügbare Galenik:

- Fumariae Hb. (Infus)
- Fumaria ø
- Tct. Fumariae

Bei potenzierten und spagyrischen Zubereitungen von Fumaria ist die Gallenfluss-stimulierende Wirkung zur Ausleitung über das Leber-Galle-System zu gering (in anderen Bereichen können sie hingegen wichtig sein).

❖ **Galium verum/aparine** – Echtes Labkraut / Klettenlabkraut

Offizinell ist das gelbblühende echte Labkraut. Das Klettenlabkraut, das in Mitteleuropa wesentlich weiter verbreitet ist, kann aber mit gleichem Indikationsanspruch verwendet werden, steht in der alten Heilpflanzen-Literatur sogar häufig im Vordergrund.

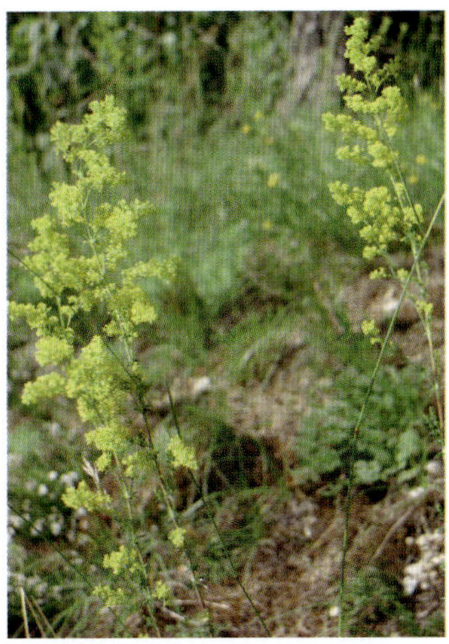

Galium verum– Echtes Labkraut

In dem Wirkungsvermögen dieser beiden Labkräuter lässt sich eine Trias erkennen: Leber/Lymphsystem/Haut, wobei es sich bei den Krankheiten bzw. Funktionsschwächen dieser Organe stets um gelbgallige Zustände handelt. Häufige Krankheitssituationen, bei denen Labkraut indiziert ist, sind Ersatzausscheidungen über die Haut (Ausschläge aller Art) mit cholerischer Qualität (stark juckend, trocken, schuppig), deren pathophysiologischer Hintergrund Insuffizienz des lymphatischen Klärstroms und der GG-Elimination des Leber-Galle-Systems sind.

Droge — verfügbare Galenik:

- Galii veri Hb. (Infus), auch äußerlich zu Abwaschungen
- Galium verum ø

In entsprechend spezialisierten Apotheken, Drogerien oder Kräuterhandlungen ist auch Gallii aparinae Hb. erhältlich.

❖ **Curcuma xanthorrhiza (Syn.: C. longa)** – Gelbwurz

Der pulverisierte Wurzelstock ist der Hauptbestandteil des Curry-Gewürzes. D. h., Curcuma-Pulver kann auch als Küchengewürz seine galletreibende Wirkung entfalten. Die in sämtlichen Beiträgen zu dieser Pflanze erwähnte entzündungshemmende Wirkung lässt ihr humoralmedizinisches Wirkungsprinzip erkennen: Systemisch kühlende Wirkung durch Ausleitung übermäßiger Gelbgalle. Gleichzeitig tonisiert Curcuma aber auch den Magen, was die Coctio optimiert (was in der Lipoidsenkenden Wirkung erkennbar wird) und sekundär auch die Produktion von Schärfen reduziert.

Curcuma wird auch Tumor-präventive Wirkung zugesprochen.

Droge — verfügbare Galenik:

- Curcumae longae Rhiz. (Kurz aufkochen, dann 15 Min. Infus)
- Curcumae longae Rhiz. Pulv. (Messerspitzweise, oder als Gewürz im Essen)
- Tct. Curcumae
- Curcuma ø

Die Bioverfügbarkeit von Curcuma ist problematisch, weil das Curcumin (phytotherpeutisch als ‹Hauptwirkstoff› definiert) schwer wasserlöslich und im Darm schlecht resorbierbar ist. Vorzuziehen sind aus diesem Grund alkoholische Auszüge bzw. eine der unzähligen auf dem Markt befindlichen Spezialitäten, meist im Kapselform.

Auch als Gewürz können die Wirkungen der Gelbwurz für den Menschen verfügbar werden.

❖ **Chelidonium majus** – Schöllkraut

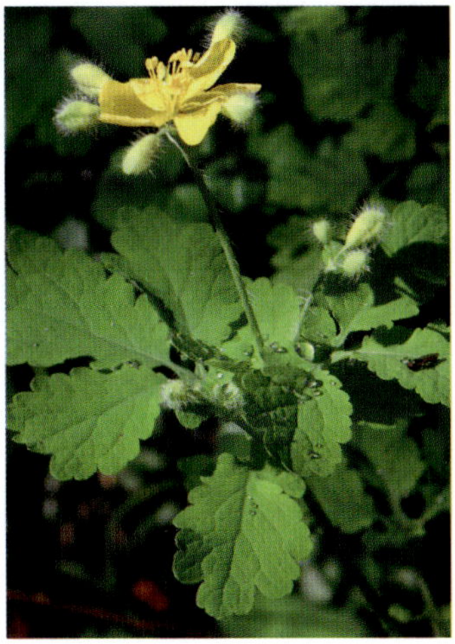

Chelidonium majus – Schöllkraut

Eigentlich sollte diese Pflanze aufgrund ihrer stark Gelbgalle-eliminierenden Wirkung an der Spitze der Ausleitungspflanzen für das Leber-Galle-System stehen. Aufgrund des (auf einem Einzelfall basierenden) Verdachtes einer hepatotoxischen Wirkung von Chelidonium in einem Komplexpräparat wurden 2011 die ‹stofflichen› Zubereitungsformen unter Rezeptpflicht gestellt, was den Einsatz von Schöllkraut als hochpotente Ausleitungspflanze stark einschränkt. Dies, obwohl die verfügbaren Studien zeigen, dass Chelidonin (das Hauptalkaloid des Schöllkrautes) erst ab einer Tagesdosis von > 8 mg hepatotoxisch ist – was bei der üblichen Erwachsenendosis von 3 x täglich 20 Tropfen einer Tinktur nicht erreicht wird…

Aktuell verfügbar sind potenzierte Zubereitungen ab D4 und Spagyrika, die zur Regulierung der Galleproduktion und -ausschüttung und des Tonus im Verdauungssystem zweifellos sinnvoll sind, aber keine ausreichende Wirkung haben, wenn eine forcierte Ausleitung über das Leber-Galle-System erreicht werden soll.

In der Schweiz sind Tee- und Tinkturenmischungen mit maximal 10% Chelidonium-Anteil rezeptfrei zugelassen.

Als therapeutische Ergänzung zu Anwendungen der o. g. Pflanzen können spagyrische oder potenzierte Zubereitung aus Chelidonium hilfreich sein, als Einzelmittel (z. B. Chelidonium D4), oder als Komplexmittel.

Positive Erfahrungen habe ich mit den folgenden Komplexmitteln gemacht, die u. a. Chelidonium enthalten:

- Chelidonium Komplex Nestmann (261)
- Dolichos Komplex Nestmann (264)

Ein weiteres, im Sinne der TEN sinnvoll rezeptiertes Komplexmittel, das zwar kein Chelidonium enthält, aber v. a. die Auflösung von Säftestagnationen in der Leber unterstützt – speziell wenn bereits Degenerationen des Lebergewebes vorliegen:

- Quassia Similiaplex (Pascoe)

8.3.2 Mittel der Schüßler'schen Biochemie

Ergänzend noch ein ergänzender Hinweis auf die zwei Mittel der Schüßler'schen Biochemie, die bereits oben erwähnt wurden. Diese stimulieren nicht nur die Ausleitung über das Leber-Galle-System, sondern können Stagnationen im abdominellen Venen- und Lymphsystem, sowie im Pfortadersystem reduzieren – besonders bei Personen mit plethorischer und hydrogenoider Konstitution.

- Natrium sulfuricum D6
  Aktiviert sowohl den Klärstroms aus dem Interstitium hin zu den Ausscheidungsorganen, als auch die Elimination von Schärfen durch diese Organe

- Silicea D12
  Aktivator sämtlicher interstitieller Grundfunktionen, sowie der Leistungsfähigkeit aller Funktionsbereiche des Klärstroms («Rohrputzer»)

8.3.3 Rezepturbeispiele zur Ausleitung über das Leber-Galle-System

Taraxacum ø 50 ml
Millefolium ø 30 ml
Natrium sulf. D6 dil. 20 ml
M. f. dil.
DS: 3 x tgl. 30 Tr. vor dem Essen

Fumaria ø 50 ml
Millefolium ø
Juglans ø aa 20 ml
M. f. dil.
DS: 3 x tgl. 30 Tr. vor dem Essen

Fumaria ø
Taraxacum Kpl. Nestmann aa 50.0
M. f. dil.
DS: 3 x tgl. 30 Tr. vor dem Essen

oder eine Teemischung:

Taraxaci Rad. c. Hb. 60.0
Millefolii Hb.
Menthae pip. Hb. aa 20.0
M. f. spec.
DS: 3 Tassen tgl. als Infus

8.3.4 Anmerkung zur Leberreinigung nach Hulda Clark bzw. Andreas Moritz

Von diesen Personen wird behauptet, die im Laufe der Kur mit dem Stuhl ausgeschiedenen ‹Steine› seien Gallen- und «Lebersteine», die durch den Gallengang in den Darm transportiert werden. Allein die Tatsache, dass der Ductus choledochus beim Menschen lediglich einen Durchmesser von 2–3 Millimetern aufweist, widerlegt die Behauptung, dass Konkremente mit dem Zehnfachen Durchmesser dort durchgekommen sein sollen. Das funktioniert auch dann nicht, wenn sie vorher mit Apfelsaft ‹aufgeweicht› wurden. Es besteht aber die sehr realistische Gefahr, dass Gallensteine aufgrund der massiven Erhöhung des Gallentonus durch das Olivenöl in den Gallengang geschoben werden, wo sie dann (spätestens vor der Papilla Vateri) stecken bleiben. Gallenkolik, evtl. mit Auslösung einer akuten Pankreatitis können die lebensbedrohlichen Folgen sein …

Aber was sind das für ‹Steine› im Stuhl, von denen die Personen, die eine solche Leberreinigung durchführen, häufig euphorisch berichten und die auch nach mehreren Kuren immer noch auftreten? Ganz einfach: Das sind Fettsteine, die durch Verseifung aus den durch Lipasen des Pankreas modifizierten Fette des Olivenöls mit dem Kalium aus dem Fruchtsaft und dem von der Bauchspeicheldrüse ausgeschütteten Na-Hydrogencarbonat im Darm entstehen – ohne die für Gallensteine charakteristische kristalline Struktur.

Fazit: Solche Brachialmethoden (die zudem diametral den regulativen Prinzipien der TEN widersprechen), führen eher auf den OP-Tisch, als zum gewünschten Therapieergebnis. Lasst als seriöse TEN/TEM-Therapeuten bitte solchen Unfug! Es gibt – wie oben beschrieben – sehr effiziente, risikofreie Möglichkeiten der ‹Leberreinigung› …

8.4 Ausleitung über die Nieren (Diuretisches Verfahren)

Die Nieren gelten in der TEN als die ‹edelsten› Ausscheidungsorgane. Diese Einschätzung kommt einerseits aus dem Wissen, dass die Nieren mit der Ausscheidung von Schärfen und Überschuss-Säften die Aufgabe der ‹Feinabstimmung› der Säfte-Qualitäten haben. Humoralmedizinisch wird ihnen nicht quasi ‹exklusiv› ein bestimmter Saft zugeordnet, sondern sie ergänzt die eliminatorische Aufgabe aller anderen Ausscheidungsorgane und kann bei deren Insuffizienz ggf. auch kompensatorisch aktiv werden. Darüber hinaus sind sie wichtige Regulatoren des Wasser- und Mineralstoffhaushaltes. All diese Aspekte sind durch die Physiologie der modernen Medizin bestätigt – nur werden andere Begrifflichkeiten dafür verwendet.

Andererseits sind die Nieren auch die empfindlichsten Ausscheidungsorgane, was speziell im Zusammenhang mit ausleitenden Maßnahmen über Nieren zu berücksichtigen ist. In der Irisdiagnostik ist unübersehbar, wie häufig zart gelbe Pigmente in der gesamten Iris verteilt, und/oder Stroma-Abdunkelungen bzw. -lockerungen im Urogenital-Sektor (zwischen ca. 5:00 und 7:00 beidseits) auftreten – die Erkennungsmerkmale der nephrogenen Konstitution. Damit wird erkennbar, bei wie vielen Personen die Nieren einen konstitutionellen Schwachpunkt darstellen, den man tunlichst nicht noch weiter belasten sollte. Die Nieren leiden enorm unter vielen Faktoren der heutigen Lebensweise, angefangen über die Ernährung und Toxine aus der Umwelt, bis hin zu streßbetonten und (latent) angstbesetzten Lebenssituationen. In dem Sprichwort «das geht mir an die Nieren» steckt so gesehen viel Weisheit. Die hohe Empfindlichkeit der Nieren hat aber auch ganz konkrete Konsequenzen bei der Anwendung von Therapieverfahren, deren Ziel die Schärfenausleitung über die Nieren ist. Das erfordert eine Stabilität, der die heutigen, zivilisationsgeschädigten Nieren nicht gewachsen sind. Daher müssen einige in der Literatur beschriebene Verfahren heute als kontraindiziert gesehen werden. Das gilt z. B. für die von Kneipp empfohlene Kur mit Wacholderbeeren, die in ansteigender und wieder abfallender Dosierung eingenommen werden sollen. So etwas ist bei sehr vielen Menschen des 21. Jahrhunderts nicht mehr zu verantworten. Deshalb möchte ich auch nicht detailliert darauf eingehen.

Heute sind sanfte Mittel und Methoden notwendig, um v. a. die Elimination saurer Schärfen bei azider Diathese auszuleiten. Zusätzlich empfiehlt es sich, bei nephrogener Konstitution oder bei der Anwendung Nieren-stimulierender Mittel, die wohl einzigartige Pflanze zur konstitutionellen und energetischen Unterstützung des Nierenparenchyms zusätzlich zu rezeptieren: Solidago virgaurea – Echte Goldrute. Um nicht die Kanadische Goldrute zu bekommen, deren konstitutionell stabilisierende Wirkung nicht mit S. virgaurea zu vergleichen ist, sollte man die Droge explizit so rezeptieren: Solidaginis virgaureae Hb.

8.4.1 Arzneipflanzen

Zur Ausleitung über die Nieren können problemlos die im Folgenden beschriebenen Heilpflanzen verwendet werden.

Nicht zu vergessen: Die wichtigste Maßnahme, die Nieren in ihrer Ausscheidungsleistung zu entlasten, ist ausreichendes Trinken von Wasser: 1,5–2,5 Liter täglich beim Erwachsenen ohne große körperliche Leistungen.

Daher sind besonders Tee-Zubereitungen empfehlenswert, weil die gleichzeitig die Trinkmenge vergrößern.

❖ **Berberis vulgaris** – Berberitze, Sauerdorn

Die Berberitze ist eine weitere Pflanze, die die Zusammenarbeit zwischen dem Leber-Galle-System und den Nieren unterstützt, allerdings mit dem Schwerpunkt auf den Nieren. Auf diese Weise forciert die Pflanze die Elimination von Harn- und anderen Säuren, die in der Humoralmedizin als Schärfen gesehen werden.

Droge — verfügbare Galenik:

- Berberidis Frct. (als Kaltauszug oder Infus)
- Berberidis Rad.
- Berberidis Cort.
- Berberis ø
- Berberis spag.

In vielen Spezialitäten für die Indikationen azide Diathese bzw. Gicht, ist Berberis in Niedrigpotenzen enthalten. Dazu einige Beispiele:

- Berberis Komplex Nestmann (145)
- Urtica Komplex Nestmann (146)
- Rheuma-Pasc (Pascoe)
- Berberis Oligoplex (Madaus)

Diese Mittel bewähren sich unterstützend zu einer ausleitenden Therapie.

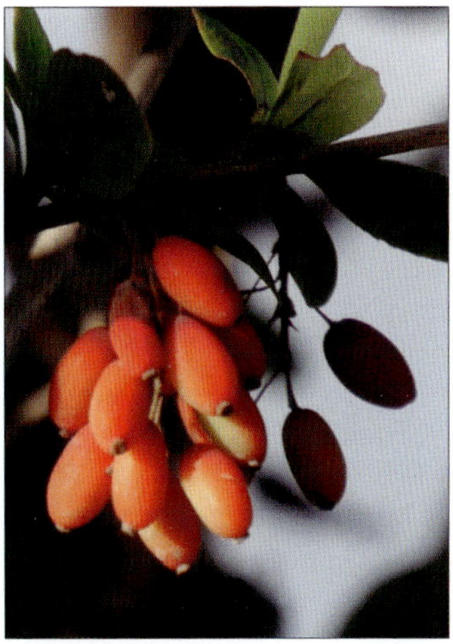

Berberis vulgaris – Berberitze, Sauerdorn

❖ **Urtica dioica/urens** – Große/kleine Brennnessel

Die Brennnessel gehört zu den alten ‹Antidyskratica›. Sie unterstützt sowohl die Ableitung von Schärfen aller Art aus dem Interstitium, als auch deren Ausscheidung über die Nieren. Die darüber hinausgehende Fähigkeit der Anregung der Blutbildung (humoralmedizinisch: Optimierung der Sanguifikation) steigert die Energieversorgung (nicht nur) der Nieren, sondern macht sie zu einem wichtigen Heilmittel bei chronischen Anämien (Verbindung zu den Nieren: Erythropoetin)

Droge — verfügbare Galenik:

- Urticae Hb. (als Infus)
- Tct. Urticae
- Urtica ø
- Urica spag.

❖ **Equisetum arvense** – Ackerschachtelhalm

Diese Pflanze verbindet die eliminationsanregende Wirkung auf die Nieren mit der allgemein stabilisierenden Wirkung der Kieselerde (Silicea) auf sämtliche interstitiellen Funktionen, wobei in diesem Zusammenhang v. a. die Forcierung des Klärstroms im Zentrum steht. Equisetum wird bevorzugt als Monodroge bei der Teezubereitung verwendet, weil die Pflanze als Abkochung über mindestens 10 Minuten zubereitet werden sollte.

Droge — verfügbare Galenik:

- Equiseti Hb. (als Dekokt)
- Tct. Equiseti
- Equisetum ø
- Equisetum spag.

❖ **Ononis spinosa** – Dorniger Hauhechel

Eine Pflanze mit starkem diuretischem Effekt, die aber gleichzeitig die Schärfenelimination über die Nieren anregt.

Droge — verfügbare Galenik:
- Ononidis Rad. (Kaltauszug oder Infus)
- Ononis spinosa ø

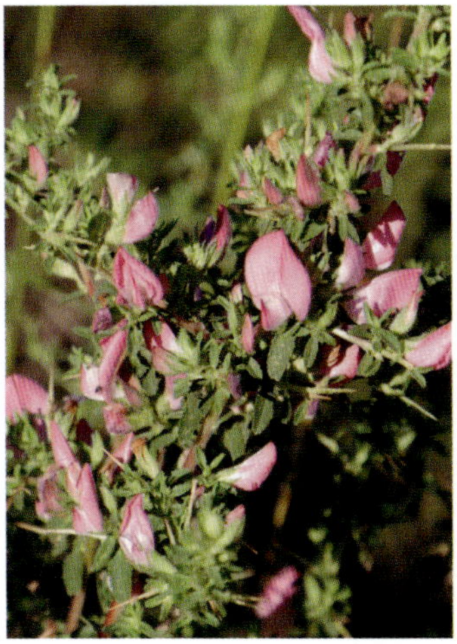

Ononis spinosa – Dorniger Hauhechel

8.4.2 Drei Rezepturbeispiele für über die Nieren ausleitende Teemischungen

Berberidis Frct.
Solidaginis virgaureae Hb.
Betulae Fol. aa ad 100.0
M. f. spec.
DS: 2–3 Tassen tgl. als Infus

Urticae Hb. 40.0
Solidaginis virgaureae Hb.
Cynosbati Frct. aa 30.0
M. f. spec.
DS: 2–3 Tassen tgl. als Infus

Ononidis Rad.
Solidaginis virgaureae Hb.
Millefolii Hb.
Cynosbati Frct. aa ad 100.0
M. f. spec.
DS: 2–3 Tassen tgl. als Infus

8.5 Ausleitung über die Gebärmutter (Emmenagoges Verfahren)

In Aschner's Therapiekonzepten haben die emmenagogen Verfahren eine sehr zentrale Stellung. Als Gynäkologe beobachtete er, dass bei vielen unterschiedlichen, nicht-gynäkologischen Krankheiten von Frauen ursächliche Zusammenhänge mit Störungen des Zyklus und der Menstruationsblutung zu beobachten waren, v. a. Hypo- bzw. Amenorrhoe. Und er berichtet über gute Ergebnisse durch therapeutische Ansätze, die entweder die natürliche Menstruation (re-) aktivieren, oder – falls das nicht möglich ist – die Blutungen imitieren. Diese Beobachtungen bestätigen die Erkenntnisse der Humoralmedizin, nach denen die Menstruationsblutung ein höchst relevanter Mechanismus bei der Regulation der humoralen Qualitäten im Gesamtorganismus ist, indem bei jeder Blutung sowohl überschüssige Feuchtigkeit, als auch Hitze ausgeleitet wird. Dies ist auch der pathophysiologische Hintergrund dafür, dass bei ausbleibender Blutung im Klimakterium häufig Hitzewallungen mit Schweißausbrüchen auftreten, als Reaktion auf die nun nicht mehr ausgeleitete Wärme, was Kongestionen im Gefäßsystem auslöst. Gleichzeitig erfolgt eine gesteigerte Wärmeausleitung der Haut durch den Schweiß (quasi ein spontaner diaphoretischer Prozess). Diese Symptomatik tritt so lange auf, bis der Organismus andere Strategien der Wärmeregulation entwickelt hat, vorwiegend über das Leber-Galle-System. Dies ist auch eine Erklärung dafür, dass in traditionellen Rezepturen bei Wechseljahresbeschwerden meist ein Gallenmittel dabei ist.

Aschner beschreibt, dass Hypo- bzw. Amenorrhoe häufig zu Stoffwechselerkrankungen (Adipositas, Gicht/Rheuma, Hypo-/Hyperthyreose), Störungen der Blutbildung (Anämie oder Hyperämie), Blutverteilungsstörungen (Plethora, Kongestion, Entzündungen, → Migräne) Krankheiten des seelischen Befindens, Psychosen oder sonstigen Nervenleiden führt.

Zu Aschners Zeiten (Anfang 20. Jahrhundert) gehörte die chirurgische Entfernung der Gebärmutter (Uterusextirpation, Hysterektomie) und die «Röntgenkastration» bereits zum Standardrepertoire der Medizin und auch die Behandlung mit Hormonen fing in dieser Zeit an. Der wissenschaftliche Blick fokussierte sich immer isolierter auf das hormonelle Geschehen und infolgedessen wurde die Menstruationsblutung als «belangloses Nebenprodukt der Eireifung und der uterinen Schleimhautwandlung» gesehen, «dessen Ausschaltung bzw. Zerstörung oder dessen spontanes Ausbleiben (Amenorrhoe) im Grunde ganz gleichgültig sei.» An dieser Grundhaltung hat sich in der konventionellen Medizin nichts geändert, vielmehr sind die Methoden, die zur Anwendung kommen, um den natürlichen Zyklus auszuschalten sukzessive immer ‹subtiler› geworden und sind so ‹selbstverständlich› geworden, dass eine Frau ohne hormonelle Intervention schon fast eine Rarität ist. Weil viele Frauen aber zunehmend wahrnehmen, dass ihnen ‹das nicht gut tut›, hat sich in den letzten Jahrzehnten eine Gegenbewegung entwickelt, die von den betroffenen Frauen ausgeht, von der konventionellen Medizin aber unterdrückt, zumindest aber als ‹unwissenschaftliche, hysterische Spinnerei› diffamiert wird. Trotzdem soll hier aber nicht der Eindruck erweckt werden, hormonelle Empfängnisverhütung sei grundsätzlich abzulehnen. Diese hat Frauen auf einfach anzuwendende Weise Selbstbestimmung über ihre Sexualität gegeben und die (relative) Freiheit, zu entscheiden, wann und in welcher Lebenssituation sie ein Kind bekommen möchte. Aber: Wo viel Licht ist, ist auch viel Schatten. Einer dieser Schatten ist, dass für junge Frauen hormonelle Empfängnisverhütung häufig so selbstverständlich ist, dass sie sich über durchaus existierende Alternativen überhaupt nicht informieren[16]. Und die Akne verschwindet damit auch noch – was will Frau mehr… (*Achtung:* Ironie!)

Oder eine Situation, die ich in meiner Praxis regelmäßig erlebt habe: Man fragt eine Frau in den letzten Jahren ihrer fruchtbaren Lebensphase im Rahmen der Anamnese nach den eingenommenen Medikamenten. Die Frau leidet an depressiven Verstimmungen, Hypertonie und Varikosis der Beinvenen. Antwort (neben anderen Mitteln): «… und dann halt die Pille…». Es folgt sinngemäß der folgende Dialog. Ich: «Wollen Sie denn noch ein Kind?» Sie: «Nein, natürlich nicht». Ich: «Warum nehmen sie dann dauerhaft die Belastung durch die Hormone auf sich?» Sie: «Ja, was soll ich denn sonst machen..?» Ich (jetzt als wenig kaschierter Befürworter der Vasektomie): «Schicken Sie mir mal ihren Mann vorbei...»

Ein anderes Szenario: Frau zwischen 65 und 70 Jahre, meist ein oder mehrere Risikofaktoren des Herz-Kreislauf-Systems. Nimmt seit Ausbleiben der Menstruation ein Präparat zur «hormonellen Ersatztherapie». Risiken, Einnahmebeschränkungen und Alternativen wurden seitens des verschreibenden Arztes nie thematisiert.

Hierbei besteht das Problem, dass die Frau sich durch die Hormone zwar jünger, attraktiver und leistungsfähiger fühlt, ihrem Organismus aber eine hormonelle Situation ‹vorgegaukelt› wird, die nicht dem realen Lebensabschnitt entspricht. Die Fähigkeit, sich verändernden exo- und endogenen Bedingungen anzupassen, vermindert sich aber zunehmend mit dem Alter. Das bedeutet in einem solchen Fall: Wenn die Frau irgendwann das Hormonersatzpräparat absetzt, wird sie eine deutlich heftigere, länger dauernde und schwieriger zu beeinflussende Wechsel-

16 Es würde das Thema dieses Buches verfehlen, dieses Thema zu vertiefen. Das sollen bitteschön humoralmedizinisch ausgebildete Kolleginnen übernehmen…

jahres-Symptomatik entwickeln, als dies in der biologisch ‹vorgesehenen› Phase der Fall gewesen wäre.

Und eine weitere Situation, wie ich sie in der Praxis regelmäßig erlebt habe (mit der sich auch der Bogen zu den emmenagogen Verfahren wieder schließt): Eine Frau, Mitte Dreißig, evtl. besteht noch späterer Kinderwunsch, lässt sich zwecks Kontrazeption eine Hormonspirale setzen. Einige Wochen, manchmal Monate später kommt sie zur Konsultation, weil sie das Gefühl hat «neben ihren eigenen Schuhen zu stehen». Sie hat häufig Kopfschmerzen, ist gereizt, ungeduldig, leicht überfordert und emotional sehr labil, weint auch während der Anamnese. Dann kommt ihre Frage: «Kann das sein, dass das durch die Hormonspirale ausgelöst wird? Angefangen haben die Symptome kurz nachdem ich die Hormonspirale bekommen habe …» Der Gynäkologe, dem sie diese Frage auch schon gestellt hatte, hat das verneint mit dem Argument «Das kann nicht sein, denn die Hormone wirken *ja nur lokal*». Ja ... eine solche Dilettanz macht fassungslos …

Es ist kein Zufall, dass bei allen Präparaten mit Sexualfunktion-beeinflussenden Hormonen die folgenden ‹Nebenwirkungen› angegeben werden: Depressive Stimmung, Depression, Migräne, Übelkeit, Unruhezustände, Nervosität, verringerter Geschlechtstrieb (Libido). Der zentrale Denkfehler dabei ist aber, dass die Ursache dieser unerwünschten Wirkungen in dem jeweiligen Wirk*stoff* gesucht wird, obwohl in der Realität das Wirk*prinzip* – d.h. die Auswirkungen im funktionellen Gesamtsystem des Organismus – das zentrale Problem darstellt.

Nach Entfernung der Spirale ist jedenfalls in fast allen Fällen die Symptomatik recht schnell (meist innerhalb eines Zyklus) wieder verschwunden. Die humoralmedizinische Erklärung dafür ist relativ einfach: Durch die hormonelle Unterdrückung der Menstruationsblutung wurde auch die Ausleitung der Feuchtigkeit und Schärfen unterdrückt, die dann die beschriebenen Symptome ausgelöst haben. Ein Beleg für einen wichtigen Lehrsatz der TEN:

«Schärfen und Diathesen prägen die Symptomatik»

(viel wichtiger als die Schärfen und Diathesen selbst ist aber die konstitutionelle Situation, die der Schärfenbelastung (gesteigerte Produktion und/oder reduzierte Elimination) und der symptomprägenden Diathese zugrunde liegt).

Das erklärt auch, warum emmenagoge Verfahren in der Therapie von schärfebedingten Krankheitszuständen grundsätzlich eine wichtige Rolle spielen.

8.5.1 Aktuelle Situation

Wenn man die Bedeutung und die Anwendungskriterien der emmenagogen Verfahren in der heutigen Zeit mit Aschners Beschreibungen vergleicht, fällt ein wichtiger Aspekt auf, der oben bereits thematisiert wurde, und für die Anwendung dieser Verfahren in der Praxis von entscheidender Bedeutung ist: Bei deutlich mehr Frauen als zu Aschners Zeiten besteht eine *reversible* Unterdrückung des Menstruationszyklus durch exogene ‹Überlagerung› der natürlichen hormonellen Regulation, meist als empfängnisverhütende Maßnahme. Dabei spielt es keine Rolle, ob die entsprechenden Hormone oral über Tabletten (unzählige ‹Pillen› mit unterschiedlichen Hormonkombinationen), als Depot-Injektion (‹Dreimonatsspritze›, z. B. Depo-Provera 150®), über ein Stäbchen-Implantat17 (Implanon®), durch ein Pflaster (Evra-Pflaster®), durch einen Vaginalring (z. B. Nuvaring®, Ginoring®, Cyclelle®, VeriAristo®, Setlona®, Veri-Aristo®), oder durch eine Hormonspirale, = Intauterinpessar (z. B. Mirena®, Jaydess®, Kyleena®, Levosertin®) in den Körper gelangen. Jede kontinuierliche (unterbrechungsfreie) Hormongabe (meist handelt es sich heute um Gestagene) bedingt bei den meisten Frauen eine mehr oder weniger komplette Unterdrückung der Menstruationsblutung. Und auch die Unterbrechung der exogenen Hormongabe, etwa in der ‹Pillen- oder Pflasterpause›, führt nicht zu einer normalen Menstruation, sondern lediglich zu einer Abrissblutung, die durch das Abfallen des Hormonspiegels ausgelöst wird. Eine solche 'Pseudo-Mens' ist aus humoralmedizinischer Sicht aber immer noch besser, als gar keine Blutung. Diese Erkenntnis ist wichtig bei der Beratung einer betroffenen Frau, denn die hormonelle Empfängnisverhütung ist eine Realität des 'modernen' Lebens geworden. Gerade für junge Frauen ist eine sichere Verhütungsmethode ein 'Muss'. Und wenn eine junge Frau sich (warum auch immer ...) nicht über Alternativen zur Pille informiert, sind deren systemische Probleme meist weniger dramatisch als eine ungewollte Schwangerschaft und Abtreibung. Ein junger Organismus ist meist wesentlich besser in der Lage, den 'Störfaktor' der exogenen Hormone zu kompensieren, als dies mit zunehmendem Alter möglich ist.

Aber, worauf möchte ich hinaus? Bei der Behandlung hypo- oder amenorrhoischer Zustände ist es von entscheidender Bedeutung, worauf diese zurückzuführen sind. Handelt es sich um Folgen einer *irreversiblen* organischen Situation, etwa nach Entfernung der Gebärmutter und/oder Ovarien, dann ist das ganze Spektrum der weiter unten beschriebenen Behandlungsmethoden sinnvoll, die die Menstruation imitieren bzw. deren Kompensation unterstützen. Liegt aber eine *reversible*, bzw.

17 Video der Entfernung eines Hormonimplantates: www.youtube.com/watch?v=G3zzoB20LsY

therapierbare Ursache für die Hypo- bzw. Amenorrhoe vor, muss der therapeutische Fokus darauf gelegt werden, den Menstruations-unterdrückenden Faktor zu beseitigen, und das ist bei Frauen im fortpflanzungsfähigen Alter überwiegend die Anwendung von Hormonpräparaten.

Für ein naturheilkundliches Therapiekonzept bedeutet das:

> Das Weglassen der unterdrückenden Faktoren ist in diesen Fällen der wichtigste emmenagoge Ansatz!

Das bedeutet natürlich auch, mit der betroffenen Frau gemeinsam nach sinnvollen und praktikablen Alternativen zu suchen.

8.5.2 Arzneipflanzen

Kommen wir zu den emmenagogen Verfahren und Mitteln: Im Prinzip kommen auch hier die Kongestionen im Abdomen auslösenden Pflanzen in Frage, die bei der Purgation über den Darm in Kap. 8.2 beschrieben wurden: Sennes, Aloe, Faulbaum. Daher ist auch das dort aufgeführte Teerezept verwendbar.

Eine weitere Pflanze sollte in diesem Zusammenhang erwähnt werden:

❖ **Artemisia vulgaris** – Beifuß

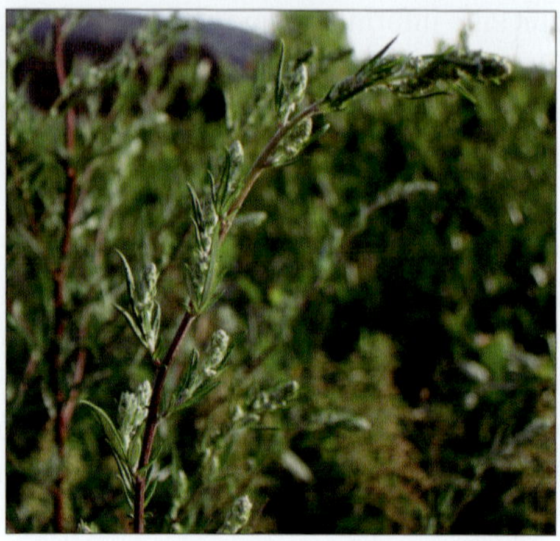

Artemisia vulgaris - Beifuß

Diese Pflanze besitzt neben der allgemein kongestionsfördernden Wirkung im Abdomen und speziell im Becken einen regulativ-stabilisierenden Effekt auf die Ovarien. Das heißt, Beifuß ist speziell für Frauen geeignet, deren natürlicher Zyklus über längere Zeit mit einem Hormonpräparat unterdrückt wurde und bei denen die Reorganisation des ‹eigenen› Zyklus unterstützt werden muss (Post-Pill-Syndrome). Der Wirkungsschwerpunkt lässt sich durch die Dosierung beeinflussen: Kleine Dosen von Artemisia – in Tee- oder Tinkturenmischungen – haben erwärmend-regulative Wirkung, während hohe Dosierungen – vor allem als Monodroge – emmenagoge Wirkung erzeugt. Im Falle einer Schwangerschaft kann dies auch einen Abort auslösen.

Eine weitere von Aschner verwendete Pflanze:

❖ **Gratiola officinale** – Gottesgnadenkraut

Wegen ihrer Giftwirkung wird diese Pflanze fast ausschließlich in potenzierten Zubereitungen verwendet, z. B. als Konstitutionsmittel der gastrischen Konstitution.

Eine direkte emmenagoge Wirkung setzt aber die Anwendung in substanzieller Form voraus. Gratiolae Hb. als Teedroge ist (nach meinen Recherchen) nicht mehr zu bekommen. Verfügbar[18] ist sie aber als Gratiola ø. Als Emmenagogum kurzzeitig (max. 2 Wochen) 3 x tgl. 20 Tr. Wenn möglich, wäre optimal ab etwa einer Woche vor der zu erwartenden Menstruation.

Cave: Auch Gratiola hat abortive Wirkungen.

Hier eine Tropfenmischung nach Aschner, aber modifiziert, die gleichzeitig die Elimination gelbgalliger Schärfen über das Leber-Galle-System fördert:

Gratiola ø
Taraxacum ø aa 50 ml
M. f. dil.
DS: 3 x tgl. 20 Tr. vor dem Essen, über max. 2 Wochen.

8.5.3 Physikalische Ab- und Ausleitungsverfahren

Neben den genannten pflanzlichen Mitteln, sind bei Hypo- und Amenorrhoe die folgenden Ab- und Ausleitungsverfahren indiziert:

Zu Konzentration von Wärme im Becken:

- Intensives Trockenes Schröpfen über dem Kreuzbein oder auf der Innenseite der Oberschenkel.

18 Z. B. unter www.kur-apotheke-bad-aibling.de

Zwecks kompensatorischem Blutentzug, quasi als Imitation einer Menstruationsblutung:

- Blutiges Schröpfen über dem Kreuzbein, evtl. an der Innenseite der Oberschenkel
- Aderlässe
- Blutegel über dem Kreuzbein, evtl. an der Innenseite der Oberschenkel.
- Das von Aschner mehrfach empfohlene Setzen der Blutegel an die großen Labien ist zwar grundsätzlich möglich, wird aber heute kaum noch akzeptiert werden.

Hier geht es um die Beeinflussung der hitzigen Blutqualität und Stauungszuständen des Blutes. Daher stehen die lymphotropen Verfahren, wie das Baunscheidtverfahren oder Cantharidenpflaster im Hintergrund.

8.5.4 Stabilisierende Pflanzen

Vor allem bei Frauen, die nach längerer Einnahme von Hormonpräparaten die Stabilisierung des eigenen Zyklus anstreben – was auch die Fruchtbarkeit steigern kann - sollten die folgenden Pflanzen eingesetzt werden. Das ist auch sinnvoll, um die emmenagogen Verfahren reorganisierend zu unterstützen bzw. zu ergänzen:

❖ **Alchemilla vulgaris** – Frauenmantel

Das große ‹Tonikum der Gebärmutter›. Dabei bezieht sich der Begriff Tonus nicht nur auf die Grundspannung der Muskulatur, sondern kann mit ‹Leistungsbereitschaft› des jeweiligen Gewebes übersetzt werden.

Somit fördert und stabilisiert Alchemilla alle Funktionen des weiblichen Genitalsystems.

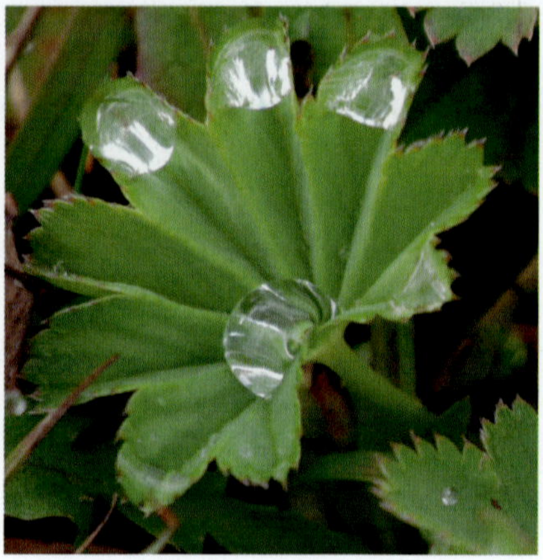

Alchemilla vulgaris – Frauenmantel

Droge — verfügbare Galenik:

- Alchemillae Hb. (als Infus)
- Alchemilla ø
- Alchemilla spag.

❖ **Achillea millefolium** – Schafgarbe

Das große Mittel der allgemeinen Harmonisierung der Blutqualität (im humoralmedizinischen Sinne). In dem hier beschriebenen Bereich: Gefäßtonus, weibliche Sexualsphäre.

Droge — verfügbare Galenik:
- Millefolii Hb. (als Infus)

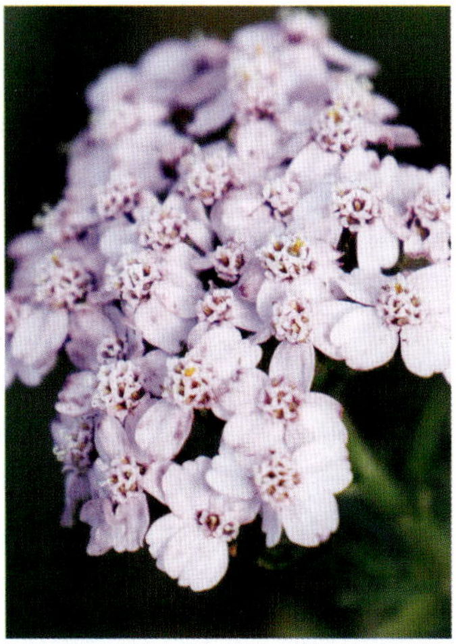

Achillea millefolium – Schafgarbe

❖ **Vitex agnus castus** – Mönchspfeffer

Die wichtigste Heilpflanze zur Stabilisierung der ‹hormonellen Achse› zwischen dem Hypophysär-hypothalamischen System und sämtlichen peripheren Hormondrüsen (die Wirkung beschränkt sich nicht auf die Ovarien!). Darüber hinaus ein Lymphagogum bei lymphatischer Hyperplasie.

Meine Beobachtung bei der Anwendung von Agnus castus: Die Wirkung entfaltet sich erst optimal, wenn man die Pflanze mit weiteren, der konstitutionellen Patienten-Situation entsprechenden Mitteln kombiniert. Bei Frauen, die von ihrem Gynäkologen bereits ein Agnus castus-Präparat haben: Das soll sie weiter nehmen, aber die Wirkung wird deutlich gesteigert, wenn eine Konstitutionsmischung zusätzlich eingenommen wird.

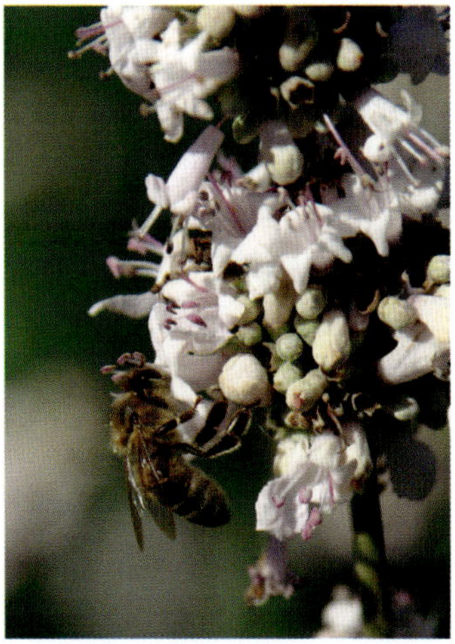

Agni casti Flor. c. Apis mellifica vivans

Droge — verfügbare Galenik:
- Agni casti Frct. (als Teedroge unüblich)
- Agnus castus ø
- Agnus castus spag.

Es gibt unzählige Mono- und Komplexmittel mit Agnus castus.

8.6 Ausleitung über die Milz

Die Milz wird in den meisten Publikationen zum Thema Ab- und Ausleitung nicht, oder nur am Rande berücksichtigt. In einem Buch der TEN muss diesem Organ aber der Stellenwert gegeben werden, der ihrer humoralmedizinischen Bedeutung gerecht wird.

Die Thematik dieses Buches betreffende Aufgabe der Milz besteht in der Elimination melancholischer Säfte aus dem Blut. Die physiologische und pathophysiologische Bedeutung der Melancholera ist in «Humoralmedizinische Praxis» Band 1 in Kapitel ausführlich beschrieben, die Bedeutung als Schärfe in Kap. 8.2 Kakochymie. Daher hier nur eine kurze Zusammenfassung: Schwarzgalle unterstützt mit ihren kalten und trockenen Qualitäten weder aktive, noch potenzielle Energie, zudem fehlt mit der Feuchtigkeit die Voraussetzung für Aufbau und Regeneration von Geweben. Insbesondere melancholische Schärfen sind sogar Blockadefaktoren (‹Bremsklötze›) für sämtliche aktiven Vitalfunktionen. Bei Krankheiten manifestiert sich das in unzureichenden Abwehr- und Überwindungsprozessen, Gewebedegeneration jeder Art, Sklerose, Kristallose, sowie gestörten Regulations- und Anpassungsvorgängen. Und dies auf allen Ebenen des Seins. Hypokinese, Reaktionsblockade, Energiemangelsyndrome, Gewebezerstörung, Elastizitätsverlust sind einige Stichpunkte, die erkennen lassen, welch große Rolle das Übermaß melancholischer Prinzipien in der Pathophysiologie chronisch kranker Menschen spielt, die das größte Klientel in Naturheilpraxen stellt.

Die Anregung der eliminatorischen Leistung der Milz ist so gesehen ein ausgesprochen wichtiger Aspekt, um die Effizienz natürlicher Heilungsmechanismen zu optimieren, bzw. sie überhaupt erst zu mobilisieren.

Konkret heißt das: Wenn man das Therapiekonzept von Kranken mit Merkmalen der beschriebenen Pathophysiologie mit einem der im Folgenden beschriebenen Milzmittel ergänzt, werden sich die Reaktionen auf die Behandlung deutlich optimieren.

8.6.1 Arzneipflanzen

❖ **Asplenium scolopendrium** – Hirschzungenfarn

Eine der alten traditionellen Milzpflanzen, mit stimulierender Wirkung auf die Melancholera-Elimination durch die Milz. Dieser Effekt beruht v. a. auf die Milzeröffnende, antiplethorische Wirkung im Pfortadersystem mit dem Seitenast der Vena lienalis.

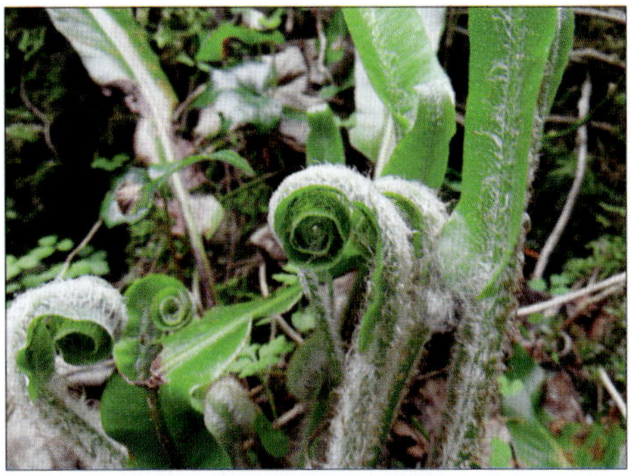

Asplenium scolopendrium – Hirschzungenfarn

Droge — verfügbare Galenik:
- Scolopendrii Hb. (als Infus)
- Scolopendrium ø
- Scolopendrium spag.
- Hirschzungenfarn-Pulver (Fa. Jura Naturheilmittel, Konstanz), als Zusatz zum Essen

❖ **Fumaria officinale** – Erdrauch

Wurde bei der Ausleitung über das Leber-Galle-System bereits beschrieben.

❖ **Drimia maritima** = Scilla maritima – Meerzwiebel

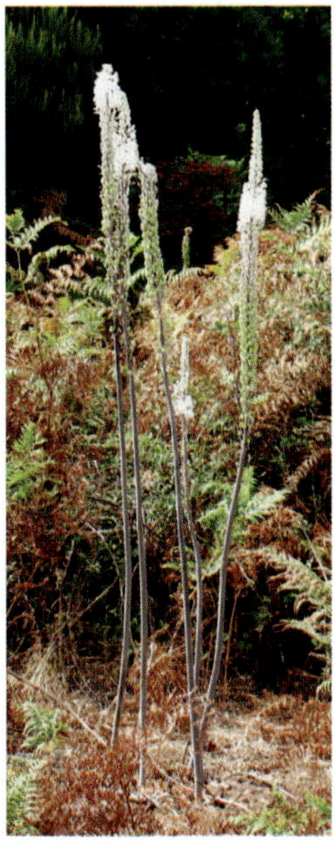

Drimia maritima = Scilla maritima – Meerzwiebel

Eine Pflanze für Menschen mit melanchologener Konstitution bzw. melancholischer Pathophysiologie, bei denen zusätzlich Feuchtigkeits-Stauungen (Schwellungen, Ödeme), sowie eine latente oder manifeste Herzinsuffizienz vorliegt.

Droge — verfügbare Galenik:
- Scilla maritima ab D4

«**Milzmischung**» von Nestmann (Mischung 275)

Diese Mischung, die als Sonderrezeptur über jede Apotheke bei der Fa. Nestmann bezogen werden kann, gehört zu den in meiner Praxis am häufigsten verwendeten Rezepturen. Die synergistische Kombination der enthaltenen Heilpflanzen macht diese Rezeptur ausgesprochen effizient bei allen Zuständen mit plethorischer und melancholischer Pathophysiologie und eignet sich als Basis vieler Individualrezepturen in diesen Krankheitssituationen. Konstitutionsmittel bei plethorischer und melanchologener (carbonitrogenoider) Konstitution.

Zusammensetzung der «Mischung 275»:
100 ml enthalten einen ethanolisch-weinigen Auszug aus:

Hb. Scolopendrii 2,4 g (Entstauung des milzseitigen Pfortadersystems)
Frct. Cardui mariae 2,4 g (Entstauung des leberseitigen Pfortadersystems)
Hb. Verbenae 2,4 g (Erwärmende Unterstützung des Sanguis-Prinzips)
Flor. Lamii albi 2,4 g (Lymphatische Entstauung im Abdomen und Becken)
Rhiz. Polypodi 1,6 g (Lymphatische Entstauung des GALT)

8.7 Ausleitung über die Lunge

Die Lungen sind nicht nur die Organe, die den Organismus mit Sauerstoff versorgen, sondern sie gehören mit der Fähigkeit, CO_2 abzuatmen auch zu den Regulatoren der Säure-Basen-Bilanz.

In der Humoralmedizin werden den Lungen zwei Funktionen zugesprochen:

1. Sie sind die Vermittler des Pneumas (Spiritus), der ‹Luftenergie›, die die Intensität der physiologischen Wärme in den Geweben steigert.
2. Sie kühlt das Blut und trägt damit dazu bei, eine gelbgallige Überhitzung zu verhindern.

Besonders der zweite Punkt lässt die Bedeutung als Eliminationsorgan erkennen.

8.7.1 Arzneipflanzen

Für die therapeutische Unterstützung der Lungenfunktionen stehen nur wenig Heilpflanzen zur Verfügung, von denen zwei erwähnenswert sind:

❖ **Angelica archangelica** – Erzengelwurz

Sie steigert die physiologische Wärme und verbessert damit die Qualität des Phlegmas speziell in den Atmungsorganen und löst Schleimstockungen auf. Beide Wirkungen verbessern die Vermittlung der potenziellen und aktiven Energie in der Lunge. Zudem werden die Abwehrfunktionen des thorakalen Lymphsystems optimiert, was v. a. bei der Behandlung skrofulöser Atemwegserkrankungen von großer Bedeutung ist.

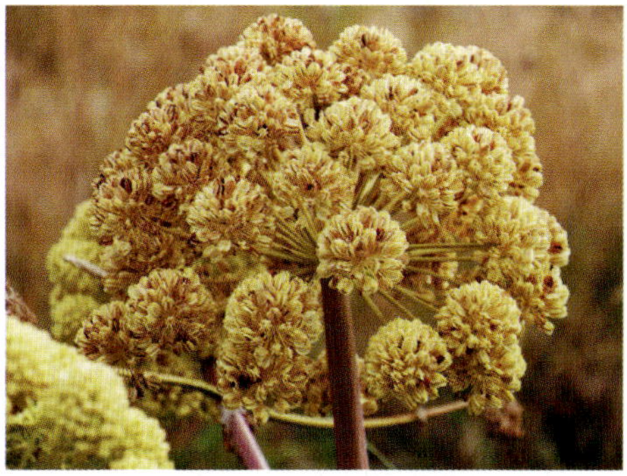

Angelica archangelica – Erzengelwurz

Droge — verfügbare Galenik:

- Angelicae Rad. (Kaltauszug oder Infus)
- Angelica ø
- Angelica spag.

❖ **Tussilago farfara** – Huflattich

Diese Pflanze kann als ‹Lungenparenchym-Mittel› bezeichnet werden, was bedeutet, dass sie die Abwehrkräfte gegenüber Toxinen steigert und zudem katarrhalische Zustände der Atemwege unterstützt, indem die Schleimausleitung gefördert wird.

Droge — verfügbare Galenik:

Die deutlichste Wirkung entfalten Huflattichblüten, deren Verfügbarkeit aber aufgrund der umstritten karzinogenen Pyrrolizidinalkaloide eingeschränkt ist.

- Tussilaginis Fol. (als Infus)
- Tussilago ø
- Tussilago Dx (potenzierte Zubereitung)
- Tussilago spag.

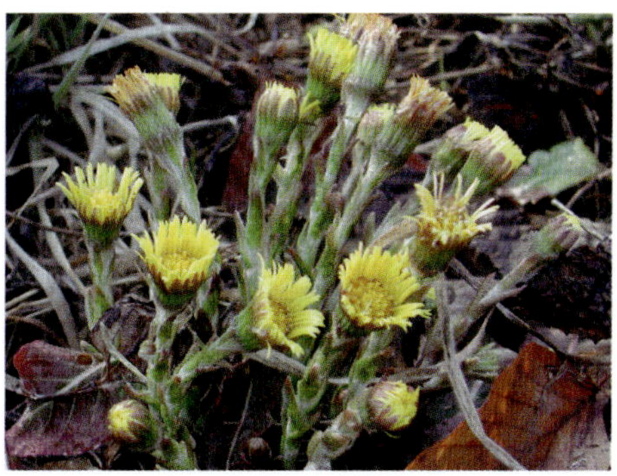

Tussilago farfara - Huflattich

8.7.2 Weitere Verfahren

Die wichtigstes Bedeutung zur Anregung der Lungenfunktionen ist Atemtherapie: Siehe «Grundlagen der TEN», Kap. 8.5.

Stimulierende Wirkung hat auch das trockene Schröpfen, oder Schröpfmassage neben der Brustwirbelsäule.

Und nicht zu vergessen: Jede körperliche Betätigung, die die Atmung forciert, steigert auch die Ausscheidungsfunktionen der Lungen.

9. KOMBINATION MIT ANDEREN THERAPIEVERFAHREN DER TEN ZU EINEM SYNERGISTISCHEN THERAPIEKONZEPT

Prinzipiell sind die hier beschriebenen Ab- und Ausleitungsverfahren mit allen anderen Methoden der TEN kombinierbar. Es besteht aber aufgrund der Vielfalt der therapeutischen Möglichkeiten die Gefahr der ‹Polypragmasie›, d. h., nach dem Motto ‹Viel hilft viel› werden alle möglichen Arzneien und sonstige Verfahren angewendet, ohne dass ein übergeordnetes System in der Therapie erkennbar ist. Aber: Je chronischer und komplizierter die Krankheitssituation eines Menschen ist, umso wichtiger ist ein klares Konzept (diagnostisch und therapeutisch), um zum gewünschten Erfolg zu kommen.

Auch auf die Gefahr hin, mich zu wiederholen: Bei der Behandlung Kranker ist es notwendig, auf der Basis der diagnostischen Informationen im ersten Schritt die Therapie*ziele* zu definieren. *Erst danach* folgt die Frage, mit welchen Mitteln und Methoden diese Ziele erreicht werden können. Daraus ergibt sich dann bereits eine Selektion, denn nicht alle Behandlungsmethoden sind für jedes Therapieziel geeignet. Jede Behandlungsweise hat Bereiche, in denen sie ‹stark› ist und Bereiche, in denen sie bestenfalls eine adjuvante Bedeutung hat.

Erst aus der sinnvollen Kombination von Arzneitherapie und sonstigen Verfahren ergibt sich ein Therapiekonzept, das die zuvor definierten Therapieziele erreicht, indem die verschiedenen angewendeten Behandlungselemente durch ihre spezifische Reizqualität (Methode), dem Reizortes (Anwendungsort) und der Reizintensität (Dosierung/Dauer) im synergistischen Sinne wirken, sich also gegenseitig auf unterschiedliche Weise unterstützen.

Eine weitere Differenzierung ermöglicht die (bereits mehrfach angesprochene) Unterscheidung der zwei ‹Grundsäulen› der Diagnostik und Therapie:

Symptomorientierte Säule	Konstitutionsorientierte Säule
Diagnostik: Analyse der Pathophysiologie, die sich in der aktuellen Symptomatik manifestiert Körperliche, klinische Untersuchungen[19] (auch in Zusammenarbeit mit Ärzten) Pulsdiagnostik Zungendiagnostik Harndiagnostik	**Diagnostik:** Analyse der konstitutionellen Langzeit-Situation Analyse des konstitutionellen Elementes, das aktuell dominant ist Iris-/ Augendiagnostik Physiognomie
Therapie: Die Behandlung hat das Ziel, die aktuelle Symptomatik direkt zu lindern Symptomorientierte Arzneitherapie Auf der Haut applizierte Ab- und Ausleitungsverfahren (Kap. 7) [hier haben sie ihren Schwerpunkt] Massagen (auch Spezialformen) Symptomorientierte Akupunktur / Meridianbehandlungen Neuraltherapie	**Therapie:** Erweiterung der Anpassungsbreite gegenüber endo- und exogenen Reizen durch Verbesserung bzw. Stabilisierung der konstitutionellen Situation Konstitutionsorientierte Arzneitherapie Ausleitung über die Eliminationsorgane (Kap. 8) Autonosodentherapie Konstitutionsorientierte Akupunktur/Meridianbehandlungen

Die Zuordnungen in der Tabelle sind nicht absolut, sondern als Schwerpunkte zu verstehen.

Bei der Anwendung der Ab- und Ausleitungsverfahren auf der Haut wird man anhand der bestehenden Symptomatik den Applikationsort auswählen. Gleichzeitig ergeben sich aber unweigerlich auch Effekte auf die konstitutionelle Situation:

- Trockenes Schröpfen, Schröpfmassage: Erwärmende, tonisierende Wirkung im Anwendungsgebiet und im Reflexbereich, aber auch systemisch erwärmende Effekte
- Blutiges Schröpfen: Kühlende, detonisierende und entstauende Wirkung im Anwendungsgebiet und im Reflexbereich, aber auch systemisch antiplethorisch und antikongestiv

19 Die Auflistung aller hier aufgeführten diagnostischen und therapeutischen Methoden ist beispielhaft und natürlich unvollständig.

- Baunscheidtverfahren: Lymphagoge Wirkung im Anwendungsgebiet und im Reflexbereich, aber auch systemisch
- Cantharidenblase: Lymphagoge und schärfenausleitende Wirkung im Anwendungsgebiet und im Reflexbereich, aber auch systemisch lymphtonisierend

Bei den beiden folgenden Verfahren steht hingegen die systemisch-konstitutionelle Wirkung im Vordergrund

- Blutegel: Vorwiegend systemische antiplethorische und antikongestive Wirkung, aber auch kühlende, detonisierende und entstauende Wirkung im Anwendungsgebiet und in dessen Reflexbereich
- Aderlass: Ausschließlich systemisch kühlende, detonisierende, antiplethorische und antikongestive Wirkung

Ganz ähnlich sieht es bei den Arzneimitteln aus, sowohl bei Heilpflanzen, als auch bei potenzierten Zubereitungen. Allerdings liegen die Schwerpunkte bei jedem Mittel anders. Das intensive Studium der Wirkungsspektren bzw. Monografien ist daher elementare Basis jeglicher Arzneitherapie[20]. Das große Angebot an industriell gefertigten Komplexmitteln soll den Umgang erleichtern. Tatsache ist aber, dass Therapeut*innen nur dann gezielt mit Komplexmitteln arbeiten können, wenn sie die Wirkungsweise von deren einzelnen Bestandteilen kennen …

Noch ein Tipp, der zwar nichts mit Ab- und Ausleitungsverfahren direkt zu tun hat, aber dennoch sehr wertvoll ist, wenn es um die sinnvolle Kombination von Ab- und Ausleitungsmethoden mit Arzneitherapie geht. Auch wenn Sie überzeugte TENler sind und nicht vorhaben, zur klassischen Homöopathie zu wechseln: Beschäftigen Sie sich mit den homöopathischen Arzneimittelbildern der Arzneien, die in der TEN in potenzierter Zubereitung verwendet werden (incl. Schüßler-Salze) – und zwar mit ‹innerem Humoral-Filter›. D. h.: Verfolgen Sie in den Mittelbildern den ‹roten Faden› der humoralen Qualitäten, der sich bei sehr vielen Arzneimitteln konsequent durch das Wirkungsprofil zieht – mal sehr offensichtlich, mal etwas kaschiert. So werden Sie das humorale Wirkungsprinzip des jeweiligen Mittels erkennen und können daraus ableiten, in welchen Situationen sie diese Arznei in ein humoralmedizinisches Therapiekonzept ‹einbauen› können.

Bei der Kombination verschiedener Mittel und Methoden der TEN in einem Therapiekonzept, ist vor allem darauf zu achten, dass keine gegensätzlichen

20 Literatur: «Humoralmedizinischen Praxis», Band 2

Wirkungsprinzipien enthalten sind. So wäre es beispielsweise nicht sinnvoll, mit Gelbgalle-ausleitenden Arzneien übermäßige Hitze zu kühlen und gleichzeitig mit einer ausgiebigen Schröpfmassage auf dem Rücken zu tonisieren. Konsistenter wäre es in dem Fall, in ‹heißen› Zonen (Siehe Kap. 6) einige blutige Schröpfgläser zu setzen, oder einen kleinen Aderlass zu machen.

Eine andere Situation:

Melancholiker mit ausgeprägter Reaktionsstarre und kaltem Magen: Hier sollten erwärmende und befeuchtende Arzneien mit sanften tonisierenden Reflextherapien kombiniert werden, etwa trockenes Schröpfen in Leerezonen oder sanfte Schröpfmassage. Kontraindiziert wäre blutiges Schröpfen, Aderlass oder Blutegel.

Oder: Bei einer Person mit skrofulöser Pathophysiologie, etwa mit chronischen Katarrhen auf beliebiger Schleimhaut: Hier sollten arzneiliche Lymphmittel mit lymphotropen Ab- und Ausleitungsverfahren kombiniert werden, etwa Baunscheidtieren oder Cantharidenpflaster. Auf das Blutsystem wirkende, kühlende Verfahren wären hierbei weniger passend.

Jeder TEN-Therapeut wird zwar eigene Wege bei der Erstellung von Therapiekonzepten gehen, aber die folgende Auflistung von Behandlungselementen Elemente könnte ein Leitfaden sein.

- Diätetische Hinweise bzgl. Lebensführung und Ernährung
- Ggf. Wickel, Trockenbürsten oder andere Verfahren, die der Patient selbst durchführen kann
- Ausleitungskur über die Eliminationsorgane (7–10 Tage)

danach:

- Individual-Rezeptur aus pflanzlichen und/oder potenzierten Mitteln
- Je nach Krankheitssituation wird hierbei der Schwerpunkt auf der konstitutionellen oder dem symptomorientierten Wirkung im Zentrum stehen.
- Bei chronischen Krankheiten bzw. zur Prophylaxe wird der Schwerpunkt auf der Konstitution liegen, bzw. die Rezeptur wird rein konstitutionelle Wirkungsrichtung haben. In diesem Fall sollte die Rezeptur regelmäßig über mindestens 2 Monate eingenommen werden.
- Bei akuten Krankheiten wird der Schwerpunkt auf den symptomorientierten Mitteln liegen. Diese Rezeptur muss nur so lang genommen werden, wie die Symptomatik besteht.

- Ggf. Ergänzung der traditionellen Arzneitherapie mit Mitteln zum systematischen Aufbau/Stabilisierung des Mikrobioms
- Ggf. Ergänzung der Arzneitherapie durch eine oral einzunehmende Autonosode in potenzierter Galenik
- Kurmäßige Anwendung von Ab- und Ausleitungsverfahren entsprechend der symptomatischen und konstitutionellen Situation, 1–2 Mal pro Woche in der Praxis
- Ggf. Durchführung einer Eigenbluttherapie (Injektionen), 2 x wöchentlich, insgesamt 10 Injektionen[21]

21 Siehe «Humoralmedizinische Praxis» Band 1, Kap. 15

10. FALLBEISPIELE

Hier folgen einige Beispiele für die Auswahl der Ab- und Ausleitungsverfahren bei häufig vorkommender Symptomatik. Es sei an dieser Stelle nochmals betont, dass die hier beschriebenen Anwendungen lediglich ein ‹Mosaikstein› eines Therapiekonzeptes sein können, das sowohl symptomorientierte, als auch konstitutionsorientierte Aspekte enthalten sollte. Dabei werden die auf der Haut applizierten Verfahren – unter Berücksichtigung der konstitutionellen Situation – v.a. symptomorientiert eingesetzt, während die über die Eliminationsorgane ausleitenden Methoden meist Teil der Konstitutionstherapie sind.

Kopfschmerzen:

Schmerzen von HWS / Occipito-zervicaler Übergang, Richtung Stirn/Augen ziehend

- Baunscheidtverfahren HWS paravertebral
- Ggf. kleine blutige Schröpfgläser auf paravertebrale Spannungszonen, auch im Zervicothorakalen Übergang

Kopfschmerzen rechts (ist als Hinweis auf Pathophysiologie im Leber-Galle-System zu werten)

- Trockenes oder blutiges Schröpfen in der Leber-Galle-Zone auf dem Rücken (je nach lokalem Gewebezustand)
- Baunscheidtverfahren in dieser Zone

Kopfschmerzen links (ist als Hinweis auf Pathophysiologie im Magen [Coctio-Defizite] oder Funktionsstörungen der Milz zu werten)

- Trockenes oder blutiges Schröpfen in der Magen-Pankreas-Zone auf dem Rücken (je nach lokalem Gewebezustand)
- Baunscheidtverfahren in dieser Zone

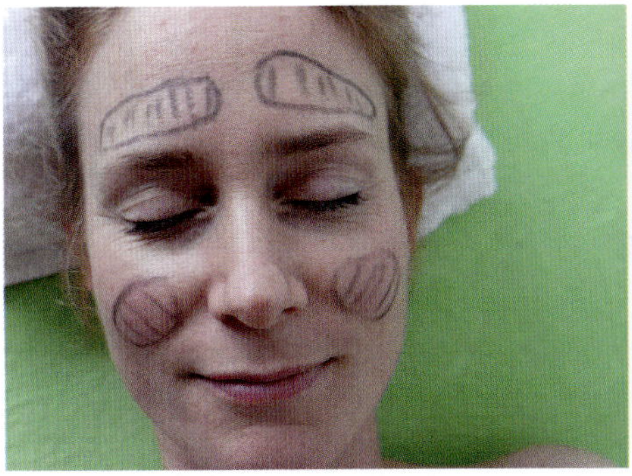

Behandlungsgebiet bei Nebenhöhlenerkrankungen, auch bei Stirnkopfschmerzen

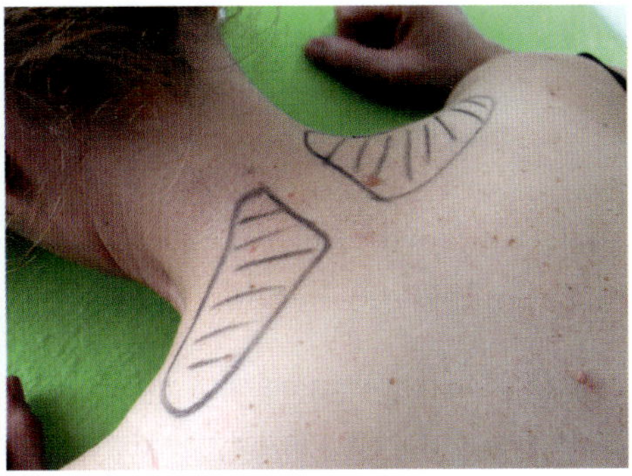

Behandlungsgebiet Schulter-Nacken (z.B. Zervicobrachial-Syndrom)

Stirnkopfschmerzen links oder rechts

- Baunscheidtverfahren über dem entsprechenden Auge und am äußeren Augenwinkel der betroffenen Seite (Vorsicht: Baunscheidtöl darf nicht ins Auge gelangen!)
- Trockenes Schröpfen im entsprechenden Gebiet

HWS-Syndrom, Schmerzhafte Einschränkung der Kopfrotation

- Baunscheidtverfahren paravertebral
- Trockenes oder blutiges Schröpfen (nach lokalem Gewebezustand)
- Bei punktförmigem Schmerz, Triggerpunkt: Cantharidenblase

Zervicobrachial-Syndrom, Schmerzen im Schulter-Nacken-Bereich, auch in den Arm strahlend

- Baunscheidtverfahren im Schmerzbereich. Zusätzlich entsprechend des bestehenden humoralen Zustandes über dem M. sternocleidomastoideus bis unter die Clavicula und caudal entlang der Clavicula
- Blutiges oder trockenes Schröpfen (nach lokalem Gewebezustand)
- Bei punktförmigem Schmerz, Triggerpunkt: Cantharidenblase

BWS-Syndrom / von BWS in Thorax strahlende Schmerzen/Intercostalneuralgie, auch bei Post-Zoster-Neuralgie

- Paravertebrales Baunscheidtverfahren
- Paravertebral trockenes oder blutiges Schröpfen (nach lokalem Gewebezustand)
- Bei punktförmigem Schmerz, Triggerpunkt: Cantharidenblase

LWS-Syndrom, Flexionseinschränkung

- Paravertebrales Baunscheidtverfahren
- Paravertebral trockenes oder blutiges Schröpfen (nach lokalem Gewebezustand)
- Bei punktförmigem Schmerz, Triggerpunkt: Cantharidenblase
- Blutegel im Schmerzbereich

Lumbo-Ischialgie-Syndrom, Schmerzen strahlen ins Bein

- Paralumbales Baunscheidtverfahren, auch im Schmerzbereich übers Gesäß
- Paravertebral trockenes oder blutiges Schröpfen (nach lokalem Gewebezustand)
- auch über Triggerpunkten am Gesäß / Bein
- Cantharidenblase über gereizter Nervenwurzel
- Blutegel im Schmerzbereich

Schmerzzustände im Ileosacralgelenk (ISG), auch Blockade/Beckenverwringung mit Beinlängendifferenz

- Baunscheidtverfahren über den ISG und Kreuzbein
- Trockenes oder blutiges Schröpfen (nach lokalem Gewebezustand über Triggerpunkten)
- Bei punktförmigem Schmerz, Triggerpunkt: Cantharidenblase
- Blutegel im Schmerzbereich

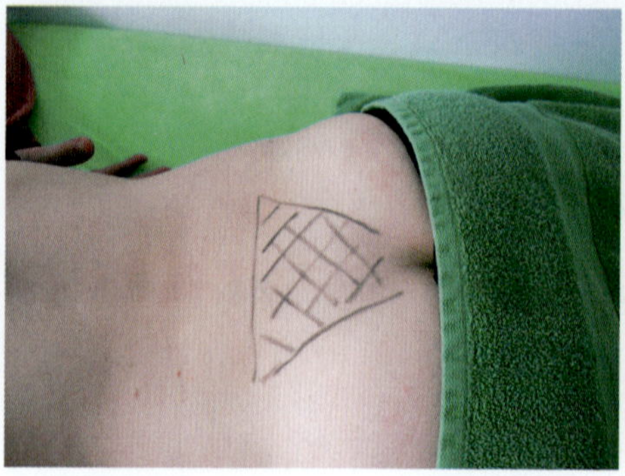

Behandlungsgebiet ISG, Beckenorgane, Beine

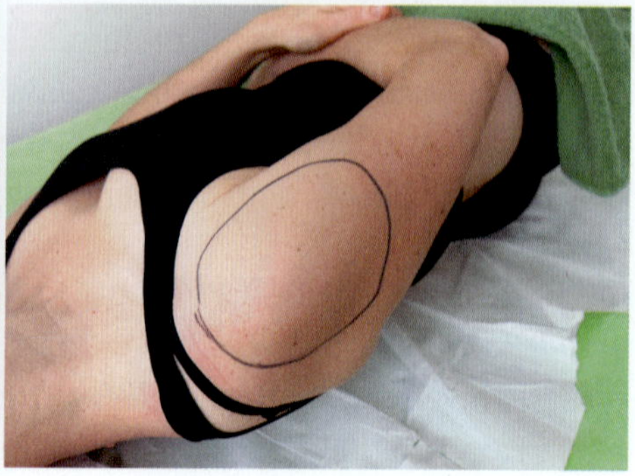

Behandlungszone Schulter

Schmerzzustände im Schulterbereich, Periarthritis humeroscapularis

- Baunscheidtverfahren, großzügig im Schmerzgebiet über der Schulter
- Blutiges Schröpfen (nach lokalem Gewebezustand über Triggerpunkten)
- Bei punktförmigem Schmerz, Triggerpunkt: Cantharidenblase

Schmerzzustände im Ellbogen, auch Epicondylitis humeri lat. oder med.

- Baunscheidtverfahren über dem Ellbogengelenk, besonders über Schmerzpunkte
- Trockenes oder blutiges Schröpfen (nach lokalem Gewebezustand über Triggerpunkten)
- Bei punktförmigem Schmerz, Triggerpunkt: Cantharidenblase

Tendovaginitis Unterarm-Hand, auch Karpaltunnel-Syndrom (KTS)

- Baunscheidtverfahren innen über Handgelenk
- Cantharidenblase über Schmerzpunkt am Handgelenk innen

Schmerzen/Arthritis der Fingergelenke

- Baunscheidtverfahren über dem Gelenk

Schmerzzustände/Bewegungseinschränkung im Hüftgelenk

- Baunscheidtverfahren um und über den Trochanter, sowie im unteren Bereich des M. quadriceps (Vastus lateralis)
- Trockenes Schröpfen um den Trochanter, sowie im unteren Bereich des M. quadriceps (Vastus lateralis)
- Blutiges Schröpfen auf dem Trochanter u./o. über Triggerpunkten
- Cantharidenblase über dem Trochanter u./o. über Triggerpunkten

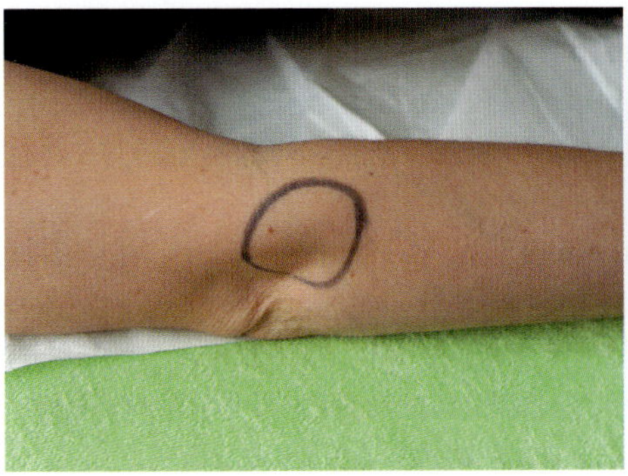

Behandlungszone Ellbogen lateral (analog auch medial)

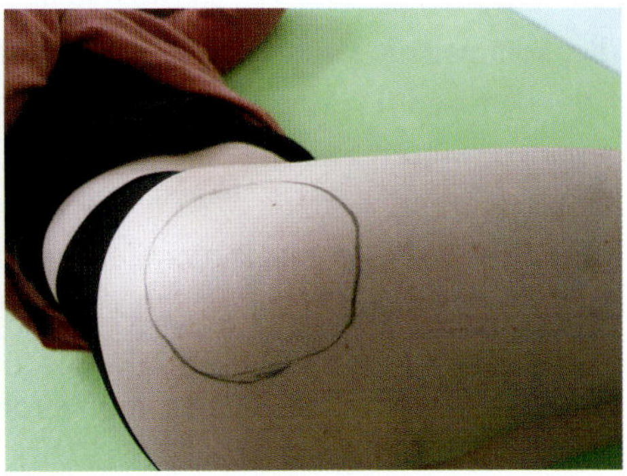

Behandlungsgebiet Hüftgelenk

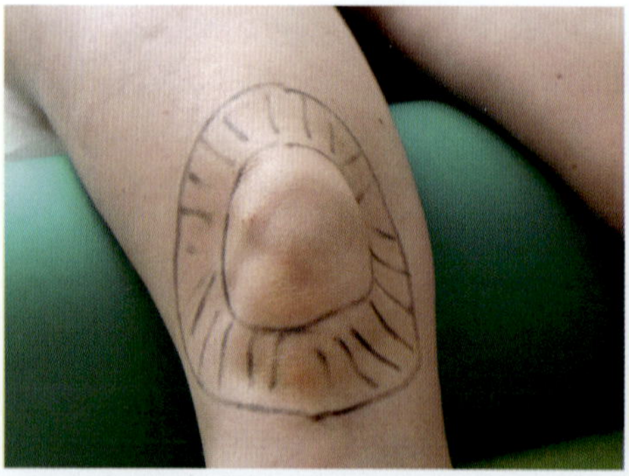

Behandlungszone Kniegelenk

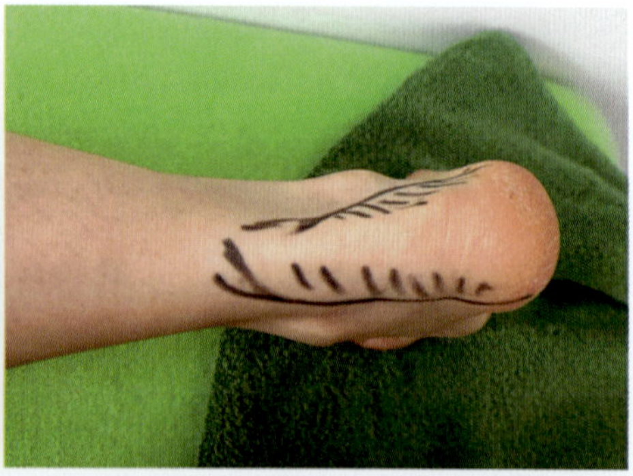

Behandlungsgebiet Ferse / Achillessehne

Schmerzzustände/Bewegungseinschränkung im Kniegelenk

Baunscheidtverfahren um die Patella
- Trockenes Schröpfen um Patella und über Gelenkspalt
- Cantharidenblase über Schmerz-/Triggerpunkten
- Blutegel um die Patella (Vorsicht bei Varikosis!)

Schmerzzustände in den Fuß- und Zehengelenken
- Baunscheidtverfahren im Schmerzbereich

Achillodynie/«Fersensporn»
- Baunscheidtverfahren beidseits neben der Achillessehne und über dem hinteren Bereich des Fersenbeins

Gezielte Beeinflussung von Organsystemen

Hier kommen die kutiviszeralen Reflexverbindungen zum Tragen, die in Kap. 4.2 beschrieben sind. Hierbei kommen vorwiegend trockenes Schröpfen und das Baunscheidtverfahren zum Einsatz. Blutiges Schröpfen nur, wenn der lokale Gewebebefund dies indiziert.

Aufgrund der besonderen systemischen Bedeutung der Nieren ist zu vermeiden, das Energiepotenzial dieser Organe zu schwächen. Im Zusammenhang mit den Ausleitungsverfahren bedeutet das vor Allem: Blutiges Schröpfen in einer Reflexzone der Nieren sollte unterlassen werden, Cantharidenblase nur bei sorgfältiger Indikationsstellung.

11. BEZUGSQUELLEN

Die hier aufgeführten Bezugsquellen erheben keinen Anspruch auf Vollständigkeit! Sie basieren auf der Praxistätigkeit der Autoren und Empfehlungen von Seminarteilnehmern.

Die meisten Heilpflanzen-Drogen, Tinkturen/Urtinkturen, potenzierte oder spagyrische Zubereitungen sind über jede (in diesem Bereich engagierte) Apotheke zu beziehen, in der Schweiz auch in Drogerien. In der TEN/TEM werden aber gelegentlich Mittel verwendet, die nicht offizinell sind, oder aus anderen Gründen in der Phytotherapie selten zur Anwendung kommen und daher schwer zu bekommen sind. In diesen Fällen lohnt sich eine Anfrage bei den hier genannten Firmen.

Heilpflanzen und -zubereitungen

Kur-Apotheke Bad Aibling

Bahnhofstraße 8
D-83043 Bad Aibling
Tel.: +49-8061-2304
Fax: +49-8061-342304
eMail: kurapo@bnro.de
www.kur-apotheke-bad-aibling.de

Kräuterhaus Lindig (Kräuter- und Wurzelsepp)

Blumenstraße 15
D-80331 München
Tel.: +49 89 265726
lindig@phytofit.de
www.phytofit.de

In Österreich:

Phytopharma GmbH & Co. KG
Dürnbachstrasse 53
A-4452 Ternberg
Tel.: +43 7256 8867-0
Fax +43 7256 8867-22
info@phytopharma.at
www.phytopharma.at

In der Schweiz:

Drogerie Fink
Frauenfelderstr. 67a
CH-8404 Winterthur
Tel.: +41 52 242 18 08
mail@fink-drogerie.ch
www.fink-drogerie.ch

Drogerie Venzin
Hauptstr. 58
CH-4313 Möhlin
Tel. +41 61 851 11 14
info@drogerie-venzin.ch
www.drogerie-venzin.ch

Ergolz Drogerie
Claudia Körkel
Wolfgasse 2
CH-4415 Lausen
Tel.: +41 61 921 02 00
info@ergolzdrogerie.ch

Dorf-Drogerie Hafen

Klotenerstrasse 8
CH-8303 Bassersdorf
Tel.: +41 44 836 53 62
bassersdorf@dorf-drogerie.ch

und

Säntisstr. 1
CH-8305 Dietlikon
Tel.: +41 44 833 33 88
dietlikon@dorf-drogerie.ch
www.dorf-drogerie.ch

Klosterdrogerie

Auf dem Damm 17
CH-9000 St. Gallen
Tel.: +41 71 223 33 48
info@klosterdrogerie.ch

Apotheke zur Eiche

Platz 10
CH-9100 Herisau
Tel.: +41 71 353 50 70
apotheke@eiche.ch

In der Schweiz sind die Bezugs-Optionen für Baunscheidtöl, Cantharidensalbe, Nasenreflexöl u. ä. aufgrund kantonal unterschiedlicher Bedingungen sehr unübersichtlich. Bitte fragen Sie deshalb bei entsprechendem Bedarf bei den oben genannten Drogerien/Apotheke nach.

Folgende Hersteller in Deutschland bieten hochwirksame Baunscheidt-Öle an:

Nestmann Pharma GmbH

D-96199 Zapfendorf bei Bamberg
Tel.: +49 9547 92210
pharma@nestmann.de
www.nestmann.de

Hofapotheke St. Afra
Hoher Weg 11
D-86152 Augsburg
Tel.: +49 821-34347-0
info@hofapotheke-augsburg.de
www.baunscheidtöl.de

Hier ist neben dem «Baunscheidtöl Standard» auch ein «Baunscheidtöl Stark» erhältlich, das zusätzlich Tct. Capsici als hyperämisierende Komponente enthält

Bestellung direkt bei diesen Herstellern

Cantharidensalbe und -paste

Hofapotheke St. Afra
Hoher Weg 10
D-86152 Augsburg
Tel.: +49 821 343470
info@hofapotheke-augsburg.de
www.cantharidenpflaster.com

Blutegel

Biebertaler Blutegelzucht GmbH
Talweg 31
D-35444 Biebertal
Tel.: +49 6409 66 14 00
Fax: +49 6409 66 14 075
blutegel@blutegel.de
www.blutegel.de

Schweiz:

Hirumed GmbH
Postfach 629
9501 Wil SG
Tel.: +41 71 910 00 63
Fax +41 71 910 00 61
info@hirumed.ch
www.hirumed.ch

Tonsillen-Absaugbesteck nach Roeder

Fa. Methatec
Gerlenhofer Straße 4
D-89233 Neu-Ulm
Tel. +49 7307 9755 0
vertrieb@methatec.de
www.methatec.de

Diese Firma liefert darüber hinaus quasi jeden Praxisbedarf.

Preisgünstige Bezugsquelle für Einmal- und Verbrauchsmaterial

Jordan Gamma Medizintechnik GmbH
Uhlmannstr. 41
D-88471 Laupheim
Tel.: +49 73 92 97 05-0
vertrieb@jordan-gamma.de
www.jordan-gamma.de

12. LITERATUR

Abele, Johann: *Das Schröpfen*, Urban & Fischer (2015)

Abele, Ulrich, Stiefvater, Erich: *Aschner-Fibel*, Haug Verlag (1978)

Aschner, Bernhard: *Technik der Konstitutionstherapie*, Haug Verlag (1995)

Garvelmann, F. & Raimann, C.: *Humoralmedizinische Praxis*, Band 1 & 2; Bacopa Verlag (2016)

Garvelmann, F.: *Konstitutionsmedizin*, Bacopa Verlag (2018)

Gleditsch, Jochen: *Reflexzonen und Somatotopien*, Elsevier (2005)

Pischinger, A.: *Das System der Grundregulation*, 9. Auflage, Haug (1998)

Raimann, C. et al.: *Grundlagen der Traditionellen Europäischen Naturheilkunde*, 3. Auflage, Bacopa Verlag (2013)

13. GLOSSAR

GLOSSAR	
Ableitung, ableiten	Anregung der Elimination von Überschuß-Säften und Schärfen aus dem Interstitium über die Elemente des physiologischen Klärstroms, womit die eliminationspflichtigen Säfte den Ausscheidungsorganen zugeführt werden. Bei der Ableitung werden keine künstlichen ‹Ausscheidungsöffnungen› geschaffen.
Aderlass	Ausleitungsverfahren, bei dem durch Venenpunktion eine bestimmte Menge Blutflüssigkeit entzogen wird. Kapitel 7.7 dieses Buches.
Arndt-Schulz'sche Regel	Schwache Reize fachen die Energieproduktion / Lebenstätigkeit / Gewebe-Eigendynamik an. Mittelstarke Reize fördern die Lebenstätigkeit / Gewebe-Dynamik. Starke Reize hemmen die Lebenstätigkeit / Gewebe-Dynamik. Stärkste Reize heben sie auf, blockieren sogar Reaktionen.
Arterielle Hypertonie	Weil der Begriff bei den Kontraindikationen wiederholt auftaucht: Die aktuelle Lehre, nach der der systolische Blutdruckwert – unabhängig von Alter – 130 mmHg nicht überschreiten sollte, ist aus Sicht einer an der Individualität des Menschen orientierten Heilkunde absoluter Nonsens, durch den die Lebensqualität nicht weniger Senioren massiv eingeschränkt wird. Die Formel für den systolischen Wert: 100 plus Lebensalter in Jahren mit einer Obergrenze von 160 ist deutlich realistischer, denn er berücksichtigt die Altersphysiologie der Blutgefäße. Diastolische Langzeit-Obergrenze: 90–100.

GLOSSAR	
Assimilation	Prozesse, bei denen körperfremde Substanzen zu körpereigenen gewandelt oder für den Organismus verfügbar gemacht werden. Synonym für Coctio.
Asthenie **Hyposthenie**	Vorwiegend von Hufeland verwendeter Begriff für die reduzierte Funktionsdynamik des Organismus. Als ‹asthenische› Krankheiten wurden Zustände bezeichnet, die von einer defizitären Dynamik, auch der Überwindungs- und Heilungsprozesse geprägt sind. Heute üblicher Begriff: Hypokinese oder hypokinetisches Syndrom. Humoralmedizinisch: Defizitäres Wärmeprinzip (Kälte).
Attraktion, Attraktionskraft	Eine der ‹dienenden Kräfte› in der Humoralmedizin. Über die A. zieht ein Gewebe die für Funktionalität und Struktur notwendigen Säfte an.
Ausleitung, ausleiten	Anregung der Elimination von Überschuß-Säften und Schärfen aus dem Interstitium über künstliche ‹Ausscheidungsöffnungen› in Haut oder über Schleimhäute, die zu therapeutischen Zwecken geschaffen werden.
Baunscheidtverfahren	Ableitungsverfahren, bei dem die Haut intrakutan gestichelt wird und anschließend ein quaddelbildendes Öl aufgetragen wird. Kapitel 7.4 dieses Buches.
Bindegewebsmassage	Von Hede Teirich-Leube entwickelte Massagetechnik mit Wirkung auf das Bindegewebe der Haut im Sinne einer Reflexzonentherapie.
Blutegel-Therapie	Ausleitungsverfahren, bei dem Blutegel auf die Haut gesetzt werden. Kapitel 7.6 dieses Buches.
Canthariden-Verfahren	Ausleitungsverfahren, bei dem durch Auftragen einer Salbe mit Cantharis-Bestandteilen intrakutane Blasen erzeugt werden. Kapitel 7.5 dieses Buches.
chologen	Von einem Übermaß der Gelbgalle ausgelöste Pathophysiologie. Namensgebend für die chologene Konstitution.
Coctio, Kochung	Aktiver, in drei Stufen ablaufender Prozess der Nahrungsumwandlung zu Sanguis. Ähnlicher Begriff: Assimilation.

GLOSSAR	
‹DaWos›-Methode	Anwendung von beliebigen Therapiemaßnahmen am Ort des Schmerzes oder an Triggerpunkten (da, wo's weh tut).
Depulsion	Eine der ‹dienenden Kräfte› in der Humoralmeidzin. Über die D. stößt ein Gewebe die überschüssigen Säfte und Schärfen ab. D. ist Voraussetzung für den Klärstrom.
Diaphoretisches Verfahren	Therapiemethode, bei der die Eliminationstätigkeit der Haut über Schweiß und Talg gezielt angeregt wird. Kapitel 8.1 dieses Buches.
diuretisches Verfahren	Therapiemethode, bei der die Ausscheidungsfunktionen der Nieren gezielt angeregt werden. Kapitel 8.4 diese Buches.
emmenagoges Verfahren	Therapiemethode, bei der die Ausscheidungsfunktionen der Gebärmutter gezielt angeregt werden Kapitel 8.5 diese Buches.
eröffnende Wirkung	Wirkung auf ein ‹verstopftes› Organ (siehe dort), bei dem der Säftefluss in und durch das Organ sowie die daran geknüpfte Funktionalität wieder hergestellt werden.
Expulsion	Eine der ‹dienenden Kräfte› in der Humoralmedizin. Über die E. stößt der Organismus die überschüssigen Säfte und Schärfen über die physiologischen Eiminationsorgane, aber auch Ersatzausscheidungen aus. E. ist Voraussetzung für die Elimination.
Extravasat	Austritt von Blutbestandteilen in das Interstitium.
Feuchtigkeit, physiologische	Humoralmedizinischer Begriff für das materielle Prinzip, das Voraussetzung für den Aufbau, Erhalt und Regeneration jeglicher Körperstruktur ist. «Hardware-Prinzip» des Organismus. Feuchtigkeit stellt auch die Speicher- oder Reserveform der Energie dar, die zu physiologischer Wärme umgewandelt werden muss.
Fließsysteme	Sammelbegriff für die Organsysteme, in denen Blutflüssigkeit und Lymphe bewegt werden.

GLOSSAR	
Hämatom	Bluterguss, hier als erwünschte Folge des trockenen Schröpfens oder Schröpfmassage.
Hämostypticum	Blutgerinnung fördernder Arzneiwirkstoff.
Harndiagnostik	Ergänzend zur Harnanalyse mit Schnelltests (Urosticks) gibt es verschiedene Systeme der humoralmedizinischen Harndiagnostik, in denen sich die Situation im Bereich einiger Tage widerspiegelt. Analysiert werden dabei Ablagerungen, Schleimwolken, Flocken, Farbveränderungen im kalten und erhitzten Urin, auch unter Zugabe spezifischer Chemikalien.
Hyperkinese	Pathophysiologisch übersteigerte Dynamik eines Gewebes/Organs. Humoralmedizinischer Hintergrund: Übersteigertes Wärmeprinzip (Hitze). Siehe auch Sthenie.
Hyperpigmentierung	Im Vergleich zur Umgebung deutliche Abdunkelung einer Hautzone. Hier: Vorübergehende Folgeerscheinung einer Cantharidenbehandlung.
Hyperplasie	Krankhafte Vermehrung der Struktur eines Gewebes. Humoralmedizinischer Hintergrund: Pathophysiologisch übersteigertes Feuchtigkeitsprinzip mit Stagnation des Klärstroms.
Hypokinese	Pathophysiologisch reduzierte Dynamik eines Gewebes / Organs. Humoralmedizinischer Hintergrund: Defizitäres Wärmeprinzip (Kälte). Siehe auch Asthenie.
Hypoplasie	Krankhafte Reduzierung der Struktur eines Gewebes Humoralmedizinischer Hintergrund: Pathophysiologisch defizitäres Feuchtigkeitsprinzip mit Stagnation des Nährstroms.
Interstitium	Ubiquitärer Zwischenzellraum, in dem sämtliche Transport-, Regulations- und Immunprozesse ablaufen, darüber hinaus werden dort die mechanischen Grundfunktionen realisiert. «System der Grundregulation» nach Prof. Alfred Pischinger.

GLOSSAR	
Irisdiagnostik = Augendiagnostik	Zentrale diagnostische Methode zur langfristigen Analyse der konstitutionellen Situation eines Menschen auf der Basis der Humoralmedizin. Für die organotrope Diagnostik ist die I. ungeeignet.
Irrigator	Becherförmiges Gefäß für die Flüssigkeit zur Verabreichung eines Einlaufs in den Enddarm → Purgation.
Klärstrom	Sammelbegriff für Säftebewegungen, die Überschuß-Säfte und Schärfen aus dem Interstitium abführen. Hauptorgane hierfür: Lymph- und venöses Blutsystem.
Kongestion	Aktiv gesteigerter Blutzudrang ins Kapillarsystem durch erhöhte Dynamik des arteriellen Systems («aktive Stauung»).
Kristallose	Neigung des Organismus, in Körperflüssigkeiten gelöste Salze zu kristallisieren. Z. B. Nieren-, Gallen-, Speichelsteine, Uratablagerungen in Gelenken. Der Begriff wird auch bei Elastizitätsverlust und Gewebeverhärtung (Sklerose, Fibrose, Zirrhose) verwendet. Humoralmedizinischer Hintergrund der K. ist stets Trockenheit (= Mangel an physiologischer Feuchtigkeit).
Laxans, Pl.: Laxanzien	Überbegriff für Wirkstoffe, die die Stuhlausscheidung anregen.
Mandel-Roedern	Synonym für das Tonsillen-Absaugverfahren. Kapitel 7.8 dieses Buches.
melanchologen	Von einem Übermaß der Schwarzgalle ausgelöste Pathophysiologie. Namensgebend für die melanchologene Konstitution.
Meridiane, Meridiansystem	Energieleitbahnen der TCM. Sie verbinden die Akupunkturpunkte eines Funktionskreises, sind also wichtige Elemente der Akupunkturlehre.
Meridiantherapie **Akupunktmassage (APM)**	Massagetechnik, bei der die Energieleitbahnen mit einem Metallstift behandelt werden, um energetische Verschiebungen im Meridiansystem zu korrigieren. Die M. basiert auf der Akupunkturlehre, arbeitet aber ohne Perforation der Haut mit Nadeln.

GLOSSAR	
Metaboliten	Moderner Begriff für ‹Abfallstoffe›, die in den Geweben entstehen und zwingend ausgeschieden werden müssen, weil sie ansonsten pathogen sind. Ähnlicher Begriff: Schärfen.
Mikrobiom **Mikrobiota**	Sammelbegriff für das physiologische bakterielle Ökosystem, das die meisten Schleimhäute besiedelt und heute aufgrund seiner komplexen Bedeutung für den Organismus als Organ gesehen wird Ähnlich konnotierter Begriff: Symbiontenflora. Kapitel 8.2.6 dieses Buches.
Milieu	Hier: Sammelbegriff für die Lebensbedingungen in einem Ökosystem, speziell der Schleimhäute mit ihrer Mikrobiota.
Modalität/en	Einflüsse, die einen Zustand verändern. Hier: Welche Reaktion folgt auf Zufuhr der humoralen Qualitäten warm / kalt bzw. feucht / trocken.
Nährstrom	Sammelbegriff für Säftebewegungen, die Nährsäfte in die Gewebe bringen. Im humoralmedizinischen Sinne gehört hierzu auch die finale Sanguifikation im Gewebe.
Nasen-Roedern	Synonym für nasale Reflextherapie. Kapitel 7.9 dieses Buches.
Neuraltherapie	Analgetisches Therapieverfahren, bei dem ein Lokalanästheticum (Procain oder Lidocain) intrakutan als Quaddeln in Reflexzonen oder s. c. / i. m. in Triggerpunkte, oder mit Ziel einer ‹Fernwirkung› an oder in fokal belastete Gewebe injiziert wird.
Permeabilität	Durchlässigkeit einer Membran oder Schleimhaut. Die P. ist durch pathologische Vorgänge, aber auch durch Therapiemaßnahmen veränderlich
phlegmogen	Von einem Übermaß des Phlegmas ausgelöste Pathophysiologie
Plethora spuria	Stagnation der Blutbewegung im Kapillar- und Venensystem durch krankhaft verminderten Venentonus («passive Stauung»).

GLOSSAR	
Plethora vera	Generalisierte, krankhafte, quantitative Vermehrung der Blutflüssigkeit mit pathogener Veränderung deren humoraler Qualität, meist durch Schärfen.
Podagra	Altertümlicher Begriff für Gelenkgicht
Pulsdiagnostik	Wichtige Methode der TEN/TEM zur Analyse der aktuellen humoralen Situation. Bei der P. wird nicht nur die Pulsfrequenz gemessen, sondern u. a. die Dynamik, Breite, Höhe der Pulswelle als Parameter der humoralen Qualitäten. Mit der P. lassen sich humorale Veränderungen im Minutenbereich erkennen.
Purgierendes Verfahren	Therapiemethode, bei der die Ausscheidungsfunktionen des Verdauungssystems gezielt angeregt werden Kapitel 8.2 dieses Buches.
Quaddeln	Mit Flüssigkeit (Lymphe oder Injektionsflüssigkeit) gefüllte subepidermale Blasen. Q. können Symptom einer Krankheit (z. B. Urticaria) sein oder sie werden im Rahmen der Ab- und Ausleitungsverfahren oder in der Neuraltherapie zu therapeutischen Zwecken erzeugt
Qualität, humorale	Bezeichnung für die zentralen Wirkprinzipien der Humoralmedizin: Wärme / Kälte sowie Feuchtigkeit / Trockenheit.
Reaktionsstarre	Unfähigkeit des Organismus, auf endo- und exogene Reize zu reagieren. Das bezieht sich v. a. auf therapeutische Reize. R. ist typische Folge melancholischer Zustände.
Reflexverbindung, kutiviscerale	Nervale Interaktion zwischen definierten Hautzonen und inneren Organen. Zentrales Element aller Reflexzonentherapien.
Reiz	Sammelbegriff für einen beliebigen Einfluss («Störimpuls») auf den Organismus, der wahrgenommen, verarbeitet und beantwortet werden muss. Je nach Reizstärke bzw. konstitutioneller Anpassungsbreite können Reize pathogen sein oder im physiologischen Bereich beantwortet werden. Jede Therapiemethode der TEN/TEM basiert auf spezifischer oder unspezifischer Reizwirkung.

GLOSSAR	
Retention	Eine der ‹dienenden Kräfte› in der Humoralmedizin. Mit der Retentionskraft hält das Gewebe die notwendigen Säfte am Ort und ist damit Voraussetzung für die dritte Coctio.
Säftemetamorphose	Aktive Wandlungsprozesse der Säfte im Organismus.
Schärfen	Stoffliche oder nicht-stoffliche Reizfaktoren mit hohem krankmachendem Potenzial. Schärfen können (endogen) im Organismus entstehen oder sie sind exogen. Schärfen sind Voraussetzung kakochymer Zustände. Siehe auch Metaboliten.
Schröpfen **Schröpfverfahren**	Jahrtausende altes, auf der ganzen Erde angewendetes Ableitungsverfahren, bei dem Schröpfgläser auf die Haut gesetzt werden, in denen ein Vakuum erzeugt wird. Man unterscheidet trockenes und blutiges Schröpfen sowie Schröpfmassage, bei der das Schröpfglas über die Haut bewegt wird. Kapitel 7.1 bis 7.3 dieses Buches.
Sthenie	Vorwiegend von Hufeland verwendeter Begriff für die übersteigerte Funktionsdynamik des Organismus. Als ‹sthenische› Krankheiten wurden Zustände bezeichnet, die von einer übermäßigen Dynamik geprägt sind. Heute in der TEN/TEM üblicher Begriff: Hyperkinese oder hyperkinetisches Syndrom. Humoralmedizinisch: Übersteigertes Wärmeprinzip (Hitze).
Symbionten	Siehe Mikrobiota.
Synergie, synergistisch	Gleichsinnigkeit. Hier: Verschiedene Therapiemethoden mit sich gegenseitig sinnvoll unterstützender Wirkung.
systemisch	Im Sinne der Humoralmedizin: Stets das gesamte System betreffend, nicht nur einzelne oder Teilaspekte. Die Denk- und Arbeitsweise der TEN/TEM ist prinzipiell systemisch.
Tonus	Grundspannung der Muskulatur. In der TEN/TEM wir der Begriff auch für ‹Leistungs- oder Funktionsbereitschaft› eines Organs oder Gewebes verwendet.

GLOSSAR	
Verstopftes Organ	Traditioneller Begriff für die Stockung von Säften vor und in einem Organ. Damit wird die Funktionalität des betroffenen Organs stark eingeschränkt, v. a. in Hinblick auf dessen Aufgaben bei der Säftmetamorphose. Siehe auch eröffnende Wirkung.
Vesicanzien	Blasenziehende Verfahren, hier: Cantharidenblase.
Wärme, pathologische Hitze	Steigerung des Wärmeprinzips in den pathogenen Bereich, meist durch gelbgallige Schärfen.
Wärme, physiologische	Humoralmedizinischer Begriff für die Aktivform der Energie, die Voraussetzung für die Initiierung, Erhaltung und Regulation jeglicher Lebensfunktionen ist. u. a. «Software-Prinzip» des Organismus.
Zungendiagnostik	Wichtige Methode der TEN/TEM zur Analyse der humoralen Situation im Bereich einiger Tage. Beachtet werden u. a. Form, Größe der Zunge, Farbe von Zunge und Belag, Stauung der Unterzungenvenen.

14. DIE AUTOREN

Friedemann Garvelmann

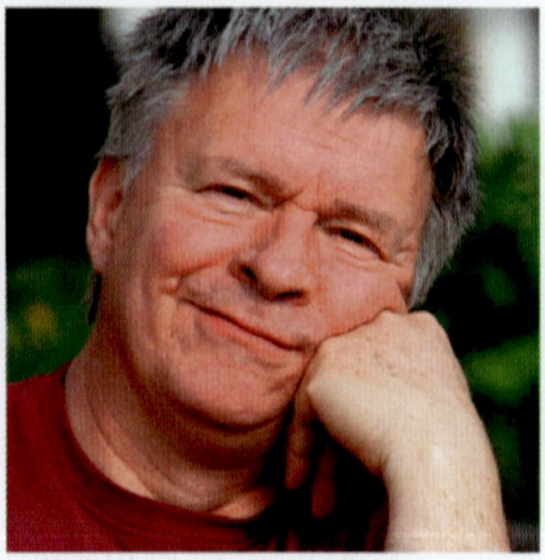

- geboren 1956
- Vater von drei Kindern (geb. 1982, 84 und 86) und Großvater von aktuell sechs Enkeln.
- Ausbildung zum Heilpraktiker an der Josef-Angerer-Schule München 1981–84.
- Weiterbildung an den Seminaren für Traditionelle Naturheilkunde bei Joachim Broy in St. Gilgen, Österreich. Joachim Broy war seither ein wichtiger Mentor und Impulsgeber meiner naturheilkundlichen Arbeit in der Praxis und als Lehrer.
- Von 1985 bis Ende 2016 führte ich hauptberuflich eine Naturheilpraxis in Küssaberg-Kadelburg (D), in der Kinder und Erwachsene entsprechend dem Denkmodell und mit den Methoden der TEN behandelt wurden.
- Seit 1988 Referent und Kursleiter in der Aus- und Weiterbildung in allen maßgeblichen und definierenden Themen der TEN mit Schwerpunkt Konstitutionsmedizin im gesamten deutschsprachigen Raum, seit 2017 hauptberuflich.
- Koinitiator und Referent der Humores Seminare (www.humores.org).
- Koautor des Fachbuches «Grundlagen der Traditionellen Europäischen Naturheilkunde TEN», BACOPA Verlag (2012).
- Koautor des Fachbuches «Humoralmedizinische Praxis» Band 1 & 2, BACOPA Verlag (2016).
- Autor des Fachbuches «Konstitutionsmedizin», Bacopa Verlag (2018).
- Autor vieler Fachartikel.

Friedemann Garvelmann
Paul-Körber-Weg 3
D-79787 Lauchringen
humores@posteo.de
www.humores.org

«Der Kern des systematischen Denkens ist die Einsicht, dass wir uns verabschieden müssen vom linearen Denken.» (Paul Watzlawick)

«Der Untergang der Menschheit war besiegelt, als man in der Medizin anfing, ‹Standardisierung› für ein Qualitätsmerkmal zu halten…» (F. Garvelmann)

Jim M. Müller

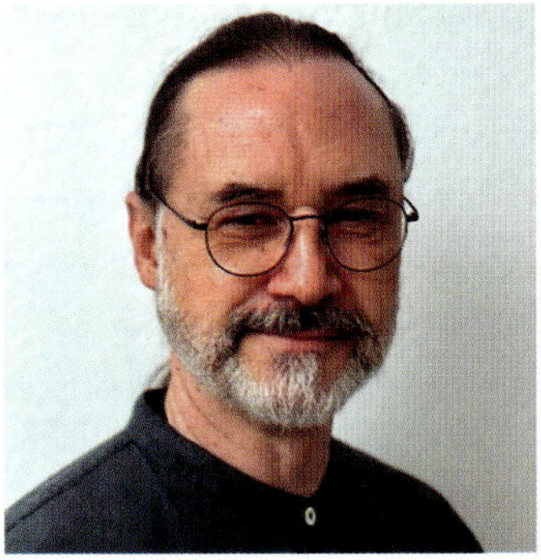

- geboren 1964
- Es begann mit dem Sport und von der Trainingslehre zur Therapie: 1988 Abschluss der Ausbildung zum Berufsmasseur, Übernahme der Betriebsleitung eines Gesundheitszentrums und der therapeutischen Tätigkeit.
- In den kommenden Jahren folgten Leistungsport- und Wettkampfbetreuung, Erstellen von Trainings- und Rehabilitationsprogrammen.
- 1999 folgte der Diplomabschluss als Heilpraktiker und der Start meiner Tätigkeit in eigner Praxis in Winterthur, welcher ich bis heute mit viel Engagement nachgehe.
- Regelmässige Aus- und Weiterbildungen in Traditioneller Naturheilkunde sowie Energetische Therapieformen (z.B. Akupunkt-Massage nach Penzel, APM), u.a.m. – in der Schweiz und Deutschland.
- Ab 2004 erhielt ich die Möglichkeit die Naturheilkunde weiter zu fördern, indem ich als Dozent an verschiedenen Schulen angehende Heilpraktikerinnen und Heilpraktiker in diversen Fachgebieten auszubilden begann. Ab 2012/2015 übernahm ich die Leitung der Ausbildung der Traditionellen Europäischen Naturheilkunde an zwei Bildungsstätten.

- Seit 2016 KomplementärTherapeut mit eidgenössischem Diplom – Methode: APM-Therapie.
- Seit 1989 Mitglied verschiedener therapeutisch orientierter Verbände.
- 2007 Vorstandsmitglied, Co-Präsidium und ab 2018 Präsident der Sektion Schweiz des Internationalen Therapeutenverbandes APM nach Penzel und energetische Medizin e.V.
- Durch meine Tätigkeiten übernahm ich Aufgaben in verschiedenen Kommissionen und Fachgruppen sowie als Prüfungsexperte für Traditionelle Europäische Naturheilkunde und APM-Therapie.
- Autor vieler Unterrichtsdossiers diverser Fachgebiete und Referate.
- Koinitiator und Referent der Humores Seminare (www.humores.org)

Jim M. Müller
Tellstrasse 40
CH-8400 Winterthur
Telefon: +41 52 202 68 44
e-mail: info@naturheilkunde-winterthur.ch
www.naturheilkunde-winterthur.ch

«Wir haben andere Namen, selbst andere Formen der Krankheiten, andere Mittel der Heilung, andere Begriffe und Erklärungsarten als das Altertum; aber die Heilkunst ist immer noch dieselbe, die Natur ist immer noch dieselbe.
Unterscheide wohl die Krankheit und den Kranken, und berücksichtige immer beide bei der Heilung. Die nämliche Krankheit verlangt oft eine ganz andere Heilung bei dem einen als bei dem anderen Kranken.»

(Christoph Wilhelm Hufeland)

Weitere Bücher von Friedemann Garvelmann

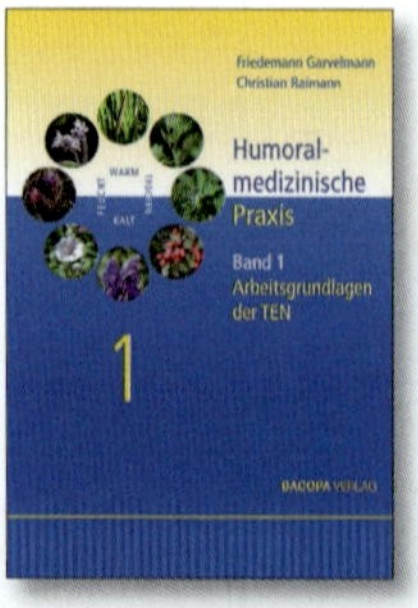

Garvelmann Friedemann / Raimann Christian

Humoralmedizinische Praxis. Band 1: Arbeitsgrundlagen der TEN

Das eigenständige System der Humoralmedizin ist ein definierendes Basiselement der Traditionellen Europäischen Naturheilkunde TEN.

Dieses Buch beschreibt die Arbeitsgrundlagen der Humoralmedizin, wobei die notwendige Theorie immer direkt mit ihrer Bedeutung für die praktische Arbeit verknüpft ist.

424 Seiten, 125 Farbabb. und 116 Tabellen, mit Lesebändchen, geb.

ISBN 9783903071322 **€ 59,00**

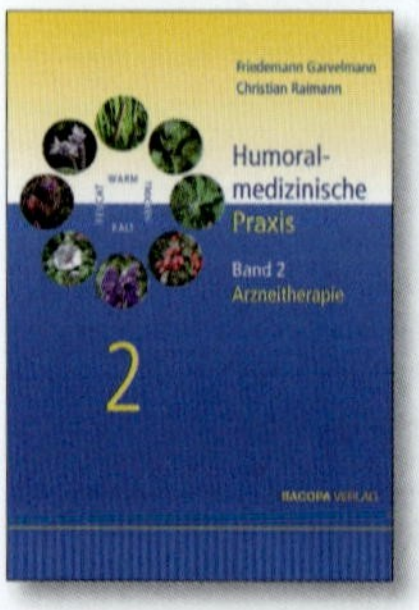

Garvelmann Friedemann / Raimann Christian

Humoralmedizinische Praxis. Band 2: Praktische Arzneitherapie

Aufbauend auf die Inhalte von Band 1 Arbeitsgrundlagen der TEN, steht in diesem Buchteil die humoralmedizinische Arzneitherapie im Zentrum. Das Lehrbuch für humoralmedizinische Pharmakotherapie und Handbuch für die Arzneitherapie in der TEN-Praxis.

520 Seiten, 153 Farbabb. und 213 Tabellen, mit Lesebändchen, geb.

ISBN 9783903071339 **€ 79,00**

Band 1 + 2 im Set

ISBN 9783902735768 **€ 110,00**

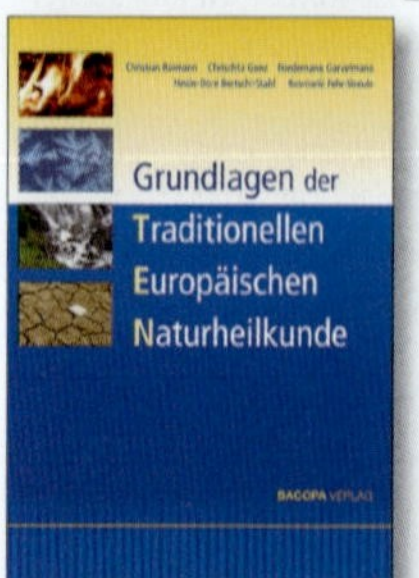

Raimann / Ganz / Garvelmann / Bertschi-Stahl / Fehr-Streule

Grundlagen der Traditionellen Europäischen Naturheilkunde TEN

Dieses Buch legt den Grundstein für die Definition der Traditionelle Europäische Naturheilkunde TEN als Fachrichtung innerhalb der Alternativmedizin und ist gleichzeitig ein wertvolles Lehrbuch für die Aus- und Weiterbildung.

3. Auflage, 588 Seiten, vierfarbige Abb. und Fotos, Lesebändchen, geb.

ISBN 9783902735218 **€ 79,00**

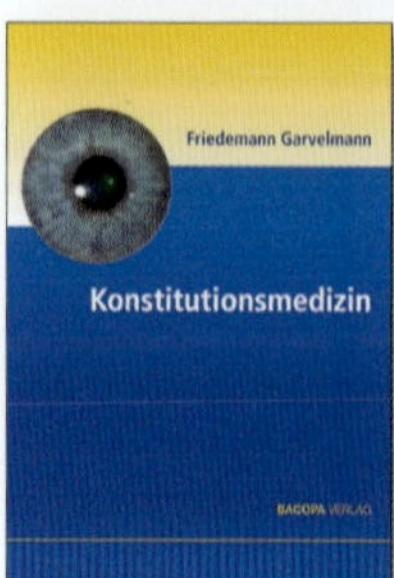

Friedemann Garvelmann

Konstitutionsmedizin

die Quintessenz aus 35 Jahren praktischer therapeutischer Arbeit mit der Konstitutionsmedizin auf humoralmedizinischer Basis. Damit integriert sich das hier beschriebene System nahtlos in das Denk- und Arbeitsmodell der heute gelehrten und praktizierten TEN/TEM. Die zentrale diagnostische Methode ist dabei die Augen- bzw. Irisdiagnose – mit ausschließlich konstitutionsdiagnostischem Anspruch. Ein Buch aus der Praxis für die Praxis.

2. Auflage, 348 Seiten, ca. 160 Fotos und Abb.

ISBN 9783903071469 **€ 89,00**

Wandtafeln von Friedemann Garvelmann

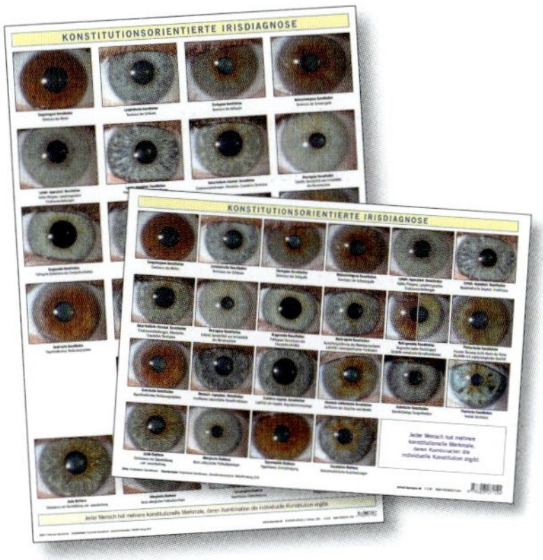

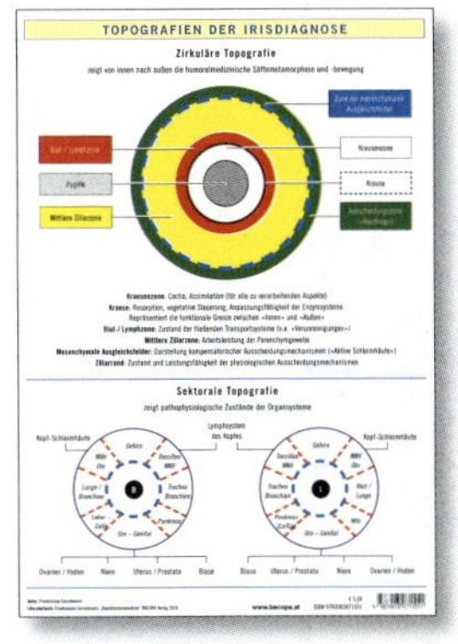

Garvelmann Friedemann

Wandtafel Konstitutionsorientierte Irisdiagnose

Die Tafel basiert auf dem Fachbuch «Konstitutionsmedizin» und zeigt mit repräsentativen Irisfotos die 18 sicher im Auge erkennbaren Konstitutionen und vier Diathesen in ihrer augendiagnostischen Darstellung. Ergänzt wird dies durch die stichwortartige Beschreibung des jeweils charakteristischen ‹Themas der Pathophysiologie›.

Die Tafel ist konzipiert als Lernunterstützung, als Orientierungshilfe bei der praktischen Irisdiagnose und zur Unterstützung des erklärenden Patientengespräches. Daneben ist sie als Wandtafel ein dekorativer und informativer Wandschmuck für jede Praxis.

Poster ca. 70 x 100 cm
inkl. Postklemmschiene und zwei Hängern
ISBN 9783903071568 **€ 18,00**

A4 Tafel
ISBN 9783903071544 **€ 5,00**

Garvelmann Friedemann

Topografien der Irisdiagnose

Die Tafel basiert auf dem Fachbuch «Konstitutionsmedizin» und zeigt die beiden topografischen Systeme, die in der Iris- bzw. Augendiagnose angewendet werden:

Zirkuläre Topografie: Sie zeigt in konzentrischer (schießscheibenförmiger) Anordnung die Regionen, in denen unphysiologische Veränderungen bei der Bewegung und Wandlung (Metamorphose) der Säfte im Sinne der Humoralmedizin erkennbar werden.
Ergänzt wird die Grafik durch eine Kurzbeschreibung der humoralen Bedeutung der zirkulären Regionen.

Sektorale Topografie: Sie zeigt die kuchenstückartige Aufteilung der Iris, bei der die einzelnen Sektoren den Organsystemen zugeordnet werden. Damit werden unphysiologische Funktionsabläufe in den Organsystemen bzw. in deren Interaktion erkennbar.

Für die Konstitutionsanalyse aus den Augen werden die Informationen der beiden Topografien miteinander verknüpft. Die Tafel ist konzipiert als Lernunterstützung, als Orientierungshilfe bei der praktischen Irisdiagnose und zur Unterstützung des erklärenden Patientengespräches.

A4 Tafel
ISBN 9783903071551 **€ 5,00**

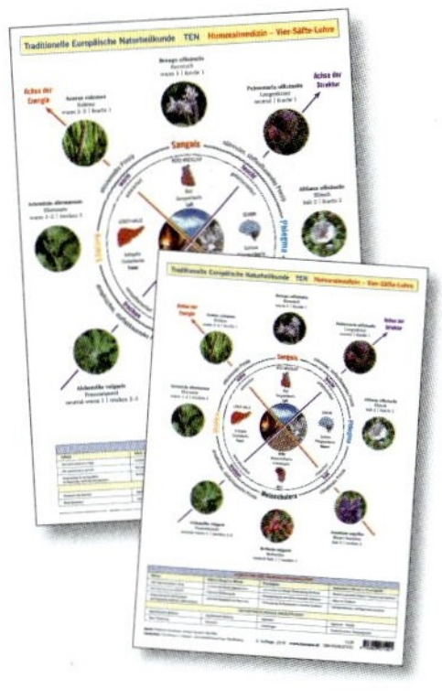

Garvelmann / Raimann / Wirth

Wandtafel Traditionelle Europäische Naturheilkunde TEN Humoralmedizin – Vier-Säfte-Lehre

Diese Wandtafel zeigt die Prinzipien der Humoralmedizin, die das übergeordnete und definierende Denk- und Arbeitskonzept der Traditionellen Europäischen Naturheilkunde TEN / TEM ist. Dargestellt ist u. a. die Zuordnung der humoralen Qualitäten (warm/kalt und feucht/trocken) der Natur-Elemente mit ihrer Repräsentanz in den vier Kardinalsäften und deren primären Organsystemen. Darüber hinaus werden Beispiele von Heilpflanzen entsprechend ihren humoralen Wirkungsprinzipien gezeigt, ergänzt durch die Beschreibung der Kernelemente der humoralen Physiologie und Pathophysiologie. Eignet sich sowohl für den Patientendialog in der TEN / TEM-Praxis, als auch als Lehrmaterial in der humoralmedizinischen Aus- und Weiterbildung.

Poster ca. 70 x 100 cm
inkl. Postklemmschiene und zwei Hängern
ISBN 9783903071384 **€ 18,00**

A4 Tafel
ISBN 9783903071421 **€ 5,00**